동작 문석의 기본

이시이 신이치로 감수　**박지혜** 감역　**김선숙** 옮김

BM (주)도서출판 **성안당**

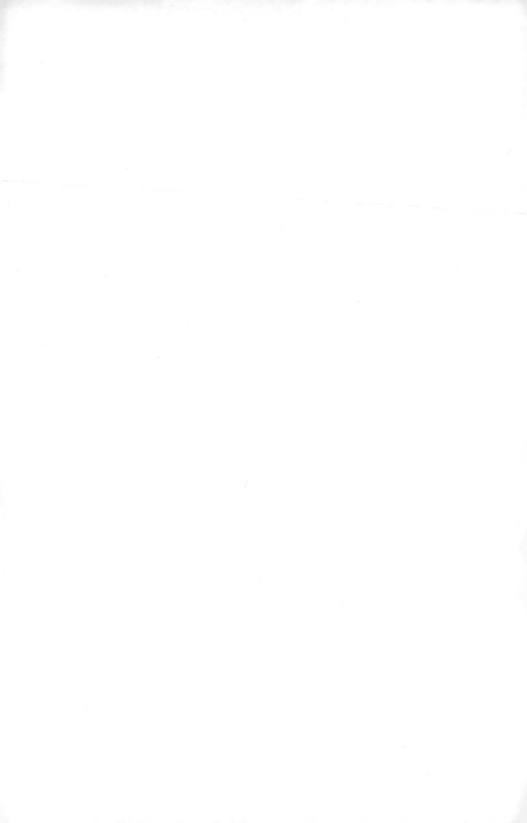

들어가며

우리는 다양한 동작을 하며 살아간다. 그런데 골절이나 뇌졸중으로 인해 운동 신경이 마비되거나 노화로 인해 관절 운동이 제한되고 근력이 저하되면 일상생활을 하기 어려울 정도로 몸을 움직이는 데 문제가 생긴다.

이런 증상을 개선하기 위한 재활 치료에서는 무엇보다 먼저 왜 그 동작을 하기 어려운지를 알아야 한다. 동작에 문제를 일으키는 근력 저하와 관절 가동 범위 제한의 원인이 어디에 있는지 찾아내야 하는 것이다. 하지 못하는 동작을 무작정 반복적으로 연습한다고 해서 동작의 장애가 개선되지는 않는다. 환자의 동작 패턴을 관찰하여 동작 장애의 원인을 특정해 나가는 과정을 '동작 분석'이라고 한다. 물리치료에 종사하는 사람이라면 누구나 동작을 분석하는 일이 중요한 임상평가라는 사실을 인정한다.

일상생활의 동작을 구성하는 요소적 동작은 뒤집기, 일어나기, 일어서기·앉기, 걷기인데, 이 네 가지 동작을 기본 동작이라고 한다. 일상생활 동작은 기본 동작의 조합으로 이루어지기 때문에 임상 현장에서는 먼저 이 네 가지 기본 동작을 분석하고 문제점을 도출하여 개선함으로써 삶의 질을 높인다. 이 과정 가운데 동작을 관찰하여 문제점을 도출하는 과정이 가장 어렵다고 한다.

동작 분석의 핵심은 그 동작을 가능하게 하는 메커니즘에 대해 아는 것이다. 환자의 동작 패턴을 관찰하는 데 그치지 않고 어느 메커니즘에 문제가 있는지 주의 깊게 분석하는 것이 중요하다. 이를 위한 분석 방법을 다룬 전문서는 시중에 많이 나와 있다.

이 책은 '동작 분석'의 입문서로, 동작 분석의 시점과 임상에서 자주 관찰되는 문제 동작의 핵심을 알기 쉽게 정리했다. 동작 분석을 처음 접하는 사람들도 그 개요를 이해하기 쉽게 표현하는 데 중점을 두었다. 이 책이 동작 분석을 공부하는 여러분에게 도움이 되길 바란다.

이시이 신이치로

○ 차례 ○

제1장 동작 분석의 기본

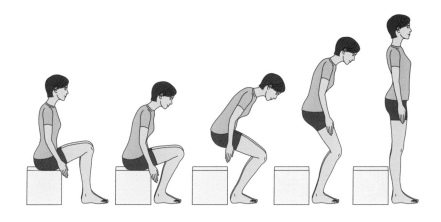

제2장 자세 제어의 생체역학

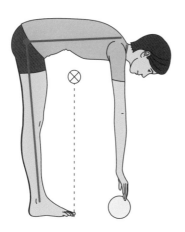 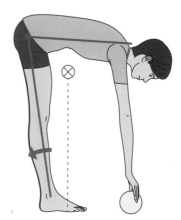

제3장 뒤집기 동작의 분석

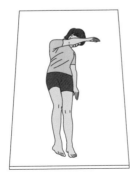

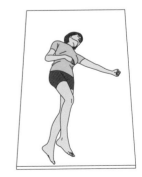

제4장 일어나기 동작의 분석

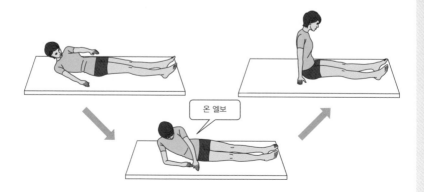

온 엘보

제5장 일어서기·앉기 동작의 분석

제6장 걷기 동작의 분석

이 책을 보는 방법

임상 현장에서 이루어지는 동작 분석

일탈 동작과 보상 동작

POINT
- 동작 분석에서는 일탈과 보상 동작이라는 말을 자주 사용한다.
- 일탈 동작은 정상적인 동작을 하지 못하고 다른 동작을 하는 것을 말한다.
- 보상 동작은 정상적인 동작을 하지 못하고 대체 동작을 하는 것을 말한다.

일탈 동작이란 무엇인가?

일탈 동작은 정상적인 동작을 하지 못하고 다른 동작을 하는 것
을 말한다. 이를테면 걸을 때, 발을 떼서 몸을 전방으로 옮긴 후 다
리 바로 위에 몸통이 왔을 때 무릎을 필요 이상으로 펴서 다리가 뒤
로 휘어 버리는 동작 장애가 이에 해당한다. 무릎관절(슬관절)을 과신
전(과다 펴)한 것은 보행의 일탈 동작이다. 정상적으로 걸으려면 다리
를 위쪽으로 곧게 펴야 한다.

일탈 동작은 일련의 동작 중 한 가지가 아니라 여러 가지가 존재
하는 것이 일반적이다. 그중 한 가지를 물리요법을 이용해 정상적으
로 만들면 다른 일탈 동작도 정상 동작으로 대체되는 경우가 많다.

보상 동작이란 무엇인가?

보상 동작은 정상적인 동작을 하지 못하고 대체 동작을 하는 것을
말한다. 예를 들면 보행의 중간 입각기(→ P140 참조)에 지면을 딛고 있
는 다리 쪽으로 몸통을 급히 버리는 동작 장애가 있다. 이런 동작은
엉덩관절(고관절)의 근력이 떨어 다리를 충분히 벌리지 못하는 대신,
몸통을 기울이는 보상 동작으로 전신의 안정을 유지하려고 하는 것
이다. 이렇게 해도 일단 걸을 수는 있다. 하지만 한쪽 다리에 부담이
많이 가기 때문에 이후 새로운 장애를 일으킬 수도 있다. 보상 동작은
대부분 눈에 잘 띄므로 관심을 보이기 쉽지만, 원인과 직결되는 일탈
동작과 달리, 원인에 의해 부수적으로 일어나는 비정상 동작인 만큼
주의해서 구분할 필요가 있다.

16

키워드

과신전(과다 폄)
관절은 본래 굽은 모지션이
지만 펴(관절에 대한된 신전) 두
폄이 과하게 여러는 관절의
상태를 말한다. 반칭슬(Back
Knee)이라고도 한다.

메모

중간 입각기(중간 디딤기)
보행의 입각기 중에서 해당
하는 상태를 말한다. 내린 발
이 지면에 닿고, 다른 한쪽 발
이 지면에서 떨어지는 순간부
터 디디고 있는 발이 지면에
서 떨어지는 때까지의 시이를
가리킨다.

**무릎굴절의 과신전이
일탈 동작으로 나타나는
경우의 가설**
무릎관절의 폴신전이 구조 넘
다리자율(경근)의 현저한 근력
저하, 이완성 마비, 넘다리네
갈래근의 비정상적인 긴장
연축, 발가불신, 일차미래골
절과골골(골) 구축, 종아리슬이
삼머근(하퇴삼두근)의 과도한
긴장으로 인한 착측 제한 등
을 생각할 수 있다.

동작 분석의 포인트
물리치료를 위해 '운도 한 우
환자의 운동이 어떻게 버려는
지를 관찰하는 것이다.

포인트

단원의 중요사항을 항목별로 알기 쉽게 정리했다.

측주

측주에 들어가는 주석에는 다음과 같은 두 가지
종류가 있다.

키워드

본문 속의 중요한 용어나 어려운 용어를 설명한다.

메모

단원의 주제를 보다 잘 이해할 수 있도록 더욱 상
세한 설명이나 새로운 이론 등을 소개했다.

뒤집기 동작 제1단계의 두경부 역할

동작에 앞서 일어나는 두경부 운동의 역할은 신체 근육을 계속 긴장시키는 데 있다.

38

뒤집기 동작의 분석

[두경부 조절]

고개를 숙인다.
복근의 긴장이 고조된다.
상위 목뼈 굽힘(굴곡)
상위 목뼈를 굽히면 복근의 긴장이 고조된다.

상위 목뼈 폄(신전)
하위 목뼈 굽힘(굴곡)
등줄기의 긴장이 고조된다.
상위 목뼈를 펴면 등줄기의 긴장이 고조된다.

Athletics Column
목뼈 굴곡에 관여하는 근육
굴곡 회전 운동 시 상위 목뼈를 굽히면 목뼈 전면에 있는 '추전근'이라는 근육이 작용한다. 경부의
주요 근육은 흉쇄유돌근이지만, 상위 목뼈에 대해서는 펴는 데 작용하기 때문에 굴곡 회전 운동
시에는 주도적인 관여를 하지 않는다. 음식물을 삼키는 동작에 관여하는 목뿔근(설골근)은 추전
근의 관자마루근(측두두정근)과 목긴근(경장근?이 약해졌을 때 상부 목뼈의 굽힘(굴곡)에 대하여
보상적으로 관여한다. 하지만 연하 곤란이나 두경부의 비정상 굽힘(굴곡)으로 이어질 우려가 있으
므로 주의8)이 할 필요가 있다.

49

컬러 일러스트

동작을 분석하는 데 필요한 각 동작을 일러스트
로 설명했다. 알기 쉽고 보기 쉬운 일러스트로 보
다 잘 이해할 수 있게 돕는다.

칼럼

Athletics Column에는 스포츠 전반에 관한 지식을
더욱 심화하는 관련 지식을 다루었고, column에
는 단원에서 설명한 내용과 관련한 폭넓은 지식을
다루었다. 이 밖에도 각 장의 끝에 동작 분석이나
물리치료사에 대한 지식을 다룬 칼럼을 게재했다.

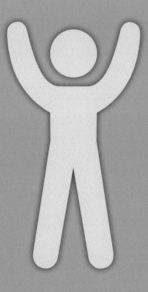

1장

동작 분석의 기본

임상 현장에서 이루어지는 동작 분석
동작 분석이란 무엇인가

POINT
- 생물과 무생물을 가르는 결정적인 차이는 동작에 있다.
- 동작 분석은 동작을 관찰하여 수행 능력의 문제점을 찾는 것이다.
- 정상 동작과의 비교뿐 아니라 원인을 미루어 짐작하는 일이 중요하다.

'움직인다는 것'은 '살아 있다는 것'

생물과 무생물을 가르는 결정적인 차이는 자기 몸을 유지하기 위해 움직이느냐 움직이지 않느냐가 아닐까? 무생물은 시간이 흐르면 사라지지만, 생물은 시간이 흐르더라도 몸을 스스로 움직여 생명을 이어 나간다. 약육강식의 자연계에서 움직일 수 없게 된 개체를 기다리는 것은 죽음뿐이다. 움직인다는 것은 살아 있다는 뜻이기도 한 셈이다. 다행히 사람은 부상이나 질병으로 몸을 마음대로 움직이지 못하더라도 이 때문에 목숨까지 잃게 되지는 않는다. 하지만 통증이나 불쾌감이 남을 수도 있고 생활상의 불편이 생길 수도 있다. 이때 저하된 동작의 기능을 회복시키기 위해 실시하는 것이 신체 교정운동, 즉 재활 훈련이다.

네 가지 동작에서 문제점을 찾는다

의사의 진단을 바탕으로 환자의 재활을 지원하는 물리치료사나 작업치료사는 환자의 동작을 보고 일상생활을 방해하는 요인을 찾아내는데, 이 과정을 동작 분석이라고 한다.

동작을 분석해 나가는 일은 물리치료를 하는 데 매우 중요하다. 치료 방법을 결정하는 데 '기초'가 되기 때문이다. 물리치료사나 작업치료사는 기본 동작이라 불리는 일상생활에 필요한 네 가지 동작(뒤집기, 일어나기, 일어서기·앉기, 걷기)을 분석해 환자의 동작 수행 능력의 문제점을 찾아내고 그 원인을 추론한다.

동작 분석은 단순히 정상 동작과 비교하는 데 그치지 않고 다양한 측면에서 분석을 거듭하면서 원인을 특정해 나가는 것이다.

키워드

물리치료(물리요법)
신체적 장애가 있는 사람의 기본적 동작 능력을 회복시키기 위해 실시하는 치료로, 체조, 운동, 전기자극, 마사지, 온열 등의 물리적인 수단을 사용하여 환자를 치료하는 방법을 말한다.

작업치료(작업요법)
신체 또는 정신에 장애가 있는 사람의 응용적 동작 수행 능력 또는 사회적 적응 능력의 회복을 도모하기 위해 공작 및 기타 작업을 수행하게 하는 치료 방법을 말한다.

물리치료사
의사의 지시에 따라 「물리치료법」에 의한 작업치료를 실시하는 의료인을 말한다. 약칭은 PT이고, 의료기사법에 따른 국가 자격이다.

작업치료사
의사의 지시에 따라 작업치료를 실시하는 의료인을 말한다. 약칭은 OT이고 의료기사법에 따른 국가자격이다.

동작 분석의 목적을 이해한다

동작 분석은 기본 동작이라 불리는 네 가지 동작(뒤집기, 일어나기, 일어서기·앉기, 걷기)을 방해하는 원인을 찾아 나가는 과정이다. 동작을 분석하는 자는 단순히 정상 동작과 비교하는 데 그치지 않고 동작 수행 능력의 문제점을 찾아내고 그 원인을 알아내 치료 방법을 결정해야 한다.

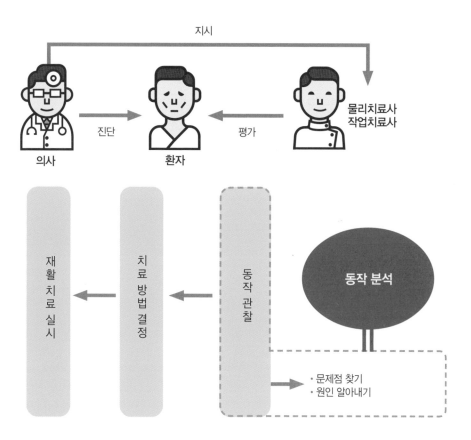

Athletics Column

물리치료사란?

물리치료사는 대학이나 전문대학에서 물리치료학을 전공한 자가 한국보건의료인국가시험원에서 주관하는 물리치료사 국가시험에 합격하고 보건복지부 장관이 발급하는 면허를 받은 자를 말한다. 일본의 경우, 물리치료 자체는 일본운동기학회나 전국병원물리치료협회가 실시하는 강습회를 수강하고 시험에 합격하는 등 일정 조건을 충족한 간호사라면 정해진 기준 시설에서 보험 대상 시술을 할 수 있다.

임상 현장에서 이루어지는 동작 분석
동작 메커니즘이란 무엇인가

POINT
- 한 동작은 몇 가지 동작 메커니즘으로 이루어진다.
- '불가능' 동작을 유도해 환자의 반응을 관찰한다.
- 유도와 반응을 바탕으로 가설을 세워 원인을 특정해 나간다.

동작의 기본 단위

동작을 분석하려면 기본이 되는 동작이 어떠한 과정을 거쳐 이루어지는지 그 동작의 메커니즘을 알아야 한다. 일상생활을 하는 데 필요한 기본 동작은 '뒤집기', '일어나기', '일어서기·앉기', '걷기'의 네 가지로 분류할 수 있는데, 이러한 기본 동작은 몇 가지 메커니즘이 조합되어 나타난다. 즉, 어떤 동작에 장애가 있는 경우, 발현에 작용하는 몇몇 메커니즘에 이상이 생긴다. 동작을 분석할 때는 어떤, 또는 몇 가지 메커니즘에 이상이 있는지 하나하나 꼼꼼히 검증한 후에 특정해야 한다.

문제의 '유도'와 '가설'의 입안

동작 분석의 기본은 눈으로 관찰하는 것이다. 하지만 이것만으로는 원인을 규명하기 어렵다. 물리치료 시에는 환자가 못하겠다고 하는 동작을 일부러 해 보도록 해서 문제의 특정을 도모한다. 이를 유도라고 한다.

'못하는 동작'을 하도록 유도할 때는 옆에서 보조해 줘야 할 필요가 있는데, 얼마나 보조해 줘야 하는지(케어량)를 통해 동작 메커니즘의 어디에 얼마나 문제가 있는지 어느 정도 추측할 수 있다. 환자의 반응을 꼼꼼히 관찰하여 어느 정도의 케어량이 필요한지를 살펴보는 것이다. 이처럼 물리치료사는 유도를 반복하고 그때그때 환자의 반응을 살펴보면서 가설을 세워 원인을 파악해 나가야 한다. 이를 위해서는 많은 정보와 동작 메커니즘에 대한 이해, 해부학이나 운동학 등의 지식 외에 관찰력과 상상력이 필요하다.

 키워드

기본 동작
일상생활을 하는 데 필요한 네 가지 동작으로, 뒤집기, 일어나기, 일어서기·앉기, 걷기를 말한다.

동작 메커니즘
어떤 동작을 하기 위해 신체에서 발동하는 일련의 움직임으로, 동작을 하는 데 필요한 구성 요소를 말한다.

유도
정상적인 동작을 하는 데 문제가 있는 대상자에게 일부러 해당 동작을 수행하게 하여 문제의 원인을 특정하는 일

 메모

케어량
문제가 있는 동작을 다른 사람이 지원할 때 어느 정도의 지원이 필요한지를 나타낸 것으로, 수치로 나타내기도 한다.

동작은 동작 메커니즘의 조합으로 이루어진다

하나의 동작은 복수의 동작 메커니줌의 구성을 성립한다. 동작 메커니즘에 하나라도 이상이 있으면, 동작 전체에 영향을 끼치고, 동작 장애가 발현된다.

[예 일어서기 동작의 메커니즘]

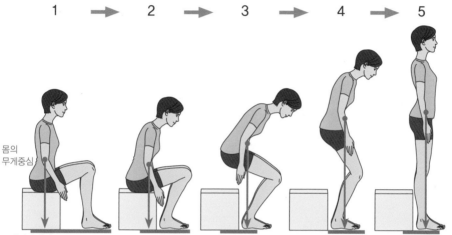

1 ➡ 2 ➡ 3 ➡ 4 ➡ 5

몸의
무게중심

지지기저면

안정적으로 앉은 자세(좌위)

허리를 굽히고 발을 몸의 압력 중심에 가까이 댄다. 그런 다음 고개를 숙여 무게중심을 전방으로 이동시키고 발에 압력의 중심을 둔다.

발에 압력의 중심을 실은 상태에서 균형을 잡고 엉덩이를 든다. 이때는 기저면이 좁아 균형을 잃기 쉽다.

균형을 잡으면서 몸을 일으키고 발의 힘을 이용하여 무게중심을 위쪽으로 이동시킨다.

안정적으로 선 자세(입위)

유도 케어량과 추측되는 문제

유도에 필요한 케어량	추측되는 문제
운동의 방향을 유도한다.	기능이 아니라 방법(방식)에 문제가 있다.
운동에 필요한 힘을 보조한다.	근력 저하와 운동 마비의 영향
환자의 힘에 맞서지 않으면 유도할 수 없다.	과잉 노력, 부족한 움직임의 보상, 연합 반응 (→ P.64 참조), 통증 회피, 공포심의 영향
거들어 줘도 운동을 유도할 수 없다.	가동범위 제한에 따른 영향

임상 현장에서 이루어지는 동작 분석

일탈 동작과 보상 동작

POINT
- 동작 분석에서는 일탈 동작과 보상 동작이라는 말을 자주 사용한다.
- 일탈 동작은 정상적인 동작을 하지 못하고 다른 동작을 하는 것을 말한다.
- 보상 동작은 정상적인 동작을 하지 못하고 대체 동작을 하는 것을 말한다.

일탈 동작이란 무엇인가?

일탈 동작은 정상적인 동작을 하지 못하고 다른 동작을 하는 것을 말한다. 이를테면 걸을 때, 발을 떼서 몸을 전방으로 옮긴 후 다리 바로 위에 몸통이 왔을 때 무릎을 필요 이상으로 펴서 다리가 뒤로 휘어 버리는 동작 장애가 이에 해당한다. 무릎관절(슬관절)을 과신전(과다 펌)한 것은 보행의 일탈 동작이다. 정상적으로 걸으려면 다리를 위쪽으로 곧게 펴야 한다.

일탈 동작은 일련의 동작 중 한 가지가 아니라 여러 가지가 존재하는 것이 일반적이다. 그중 한 가지를 물리요법을 이용해 정상적으로 만들면 다른 일탈 동작도 정상 동작으로 대체되는 경우가 많다.

보상 동작이란 무엇인가?

보상 동작은 정상적인 동작을 하지 못하고 대체 동작을 하는 것을 말한다. 예를 들면 보행의 중간 입각기(→ P140 참조)에 지면을 딛고 있는 다리 쪽으로 몸통을 굽혀 버리는 동작 장애가 있다. 이런 동작은 엉덩관절(고관절)의 근력이 떨어 다리를 충분히 벌리지 못하는 대신, 몸통을 기울이는 보상 동작으로 전신의 안정을 유지하려고 하는 것이다. 이렇게 해도 일단 걸을 수는 있다. 하지만 한쪽 다리에 부담이 많이 가기 때문에 이후 새로운 장애를 일으킬 수 있다. 보상 동작은 대부분 눈에 잘 띄므로 관심을 보이기 쉽지만, 원인과 직결되는 일탈 동작과 달리, 원인에 의해 부수적으로 일어나는 비정상 동작인 만큼 주의해서 구분할 필요가 있다.

 키워드

과신전(과다 펌)
관절은 본래 곧은 포지션까지만 펴지는데(완전 신전). 무릎이 과하게 펴지는 관절의 이상을 말한다. 반장슬(Back Knee)이라고도 한다.

 메모

중간 입각기(중간 디딤기)
보행의 입각기 중간에 해당하는 상태를 말한다. 내민 발이 지면에 닿고, 다른 한쪽 발이 지면에서 떨어지는 순간부터 디디고 있는 발이 지면에서 떨어질 때까지의 사이를 가리킨다.

무릎관절의 과신전이 일탈 동작으로 나타나는 경우의 가설
무릎관절의 펌(신전) 구축, 넙다리네갈래근의 현저한 근력 저하, 이완성 마비, 넙다리네갈래근의 비정상적인 긴장, 연성, 발관절의 발바닥쪽굽힘(저측굴곡) 구축, 종아리세갈래근(하퇴삼두근)의 과도한 긴장으로 인한 척추 제한 등을 생각할 수 있다.

동작 분석의 포인트
물리치료를 위해 '유도'한 후 환자의 운동이 어떻게 바뀌는지를 관찰하는 것이다.

동작 분석을 하는 데 중요한 두 가지 동작

동작 분석을 하는 데 중요한 두 가지 동작은 일탈 동작과 보상 동작이다.

일탈 동작

동작은 몇 가지 시퀀스로 이루어지는데, 정상 동작에서 벗어난 움직임이 끼어들 수 있다. 이를 '일탈 동작'이라고 한다.

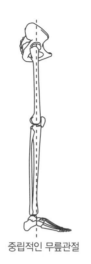

보행 시에는 무릎관절이 어느 쪽으로도 치우치지 않는 중립 자세여야 한다. 그런데 넙다리네갈래근(대퇴사두근)이 비정상적으로 긴장하거나 근력이 현저하게 떨어져 있으면 무릎관절이 젖혀져 버린다. 과신전(과다 폄)해 버리는 것이다.

중립적인 무릎관절 　　　　과신전(과다 폄) 상태의
　　　　　　　　　　　　　　　　무릎관절

보상 동작

보상 동작은 '대상 행동'이라고도 한다. 말 그대로 '대신' 행하는 행동을 가리킨다.

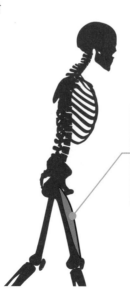

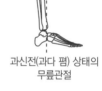

엉덩관절 또는 넙다리네갈래근의 근력 부족을 전방으로 몸통을 기울임으로써 보상한다.

보행 시 원래대로라면 척추가 어느 쪽으로도 치우치지 않는 중립 자세여야 한다. 그런데 엉덩관절 또는 넙다리네갈래근의 근력이 떨어져 있으면 몸통을 전방으로 기울여 보상하려는 모습을 보인다.

동작 장애에 관여하는 기능 장애
근육이 기능부전에 빠지는 원인 ①

- 근육이 기능부전에 빠지는 원인에는 말초성과 중추성이 있다.
- 말초성 원인인 근력 저하는 근육 위축이나 질환, 외상 등에 따른 것이다.
- 원심성 수축 능력의 저하는 보행에 문제를 일으키기 쉽다.

근육이 기능부전에 빠지는 원인

비정상 동작은 근육의 기능 장애와 관련이 있다. 그런데 사실 이 배경에는 장력이나 수축 형태, 여러 근육의 역할 분담 등 다양한 요인이 있어 단순하지 않다. 어떤 동작에 관여하는 근육이 필요한 기능을 충분히 발휘하지 못하는 상태를 이 책에서는 근육의 기능부전이라 부르기로 한다.

근육이 기능부전에 빠지는 원인에는 말초성과 중추성이 있다. 말초성 원인에는 근질환이나 외상, 말초신경 손상, 비사용성 근위축 등이 있는데, 이는 근력을 떨어뜨려 기능 부전을 일으킨다.

말초성 원인으로 인한 근력 저하

말초성 원인으로 인한 근력이 저하되는 요인 중 하나는 근육량의 감소이다. 근력은 근육의 단면적에 비례하므로 근육섬유(근섬유)가 위축되거나 감소해 단면적이 작아지면 근력이 떨어진다. 또 다른 요인은 신경적 요인이다. 근육섬유와 신경섬유는 연동하여 운동 단위를 구성하고 신경계의 제어를 받기 때문에 근력과 신경 상태는 밀접한 관계가 있다. 설령 충분한 근력을 발휘할 수 있는 상태라 하더라도 최적의 타이밍에 반응하여 근육섬유가 수축하지 않으면 필요충분한 근력을 내지 못한다. 그 결과, 동작에 문제가 생긴다.

근육의 수축은 구심성 수축, 원심성 수축, 등척성 수축으로 분류된다. 각각 기능은 다르지만, 동작하는 데 장애가 있는 환자의 대부분은 원심성 수축 능력에 문제를 안고 있는 경향이 있다.

키워드

기능부전
조직이나 장기의 기능이 제대로 발휘되지 않는 상태. 근육의 경우, 근력 저하나 마비 등의 신경 문제를 생각할 수 있다.

비사용성 위축
주로 장기간 누워 생활했을 때 생기는 신체 기능 저하(비사용 증후군) 중 하나로, 안정 상태가 오래 지속되면서 근육과 관절이 위축된 상태를 말한다.

운동 단위
하나의 운동 뉴런(신경세포)과 그것이 지배하는 몇 가지 근육 섬유(근섬유)의 조합으로 이루어진 구성 단위를 말한다.

구심성 수축
관절 운동을 동반하면서 일정한 힘을 계속 발휘하는 등장성 수축 중 하나로, 근육의 길이 단축을 동반한다. '단축성 수축'이라고도 한다.

원심성 수축
관절 운동을 동반하면서 일정한 힘을 계속 발휘하는 등장성 수축 중 하나로, 근육의 길이 신장을 동반한다. '신장성 수축'이라고도 한다.

등척성 수축
관절 운동을 동반하지 않고 일정한 힘을 계속 발휘하는 수축을 말한다.

근육의 수축 유형과 그 차이

우리 몸의 근육은 근력 운동을 할 때 힘을 발휘하기 위해 수축한다. 근육이 수축하는 유형에는 크게 세 가지가 있다. 여기서는 팔꿈치관절을 굽히는 동작 중 위팔두갈래근(상완이두근)을 예로 들어 나타냈다. 운동 제어의 관계에서 본 세 가지 기능적 역할을 표로 정리했다.

[근육의 수축 유형]

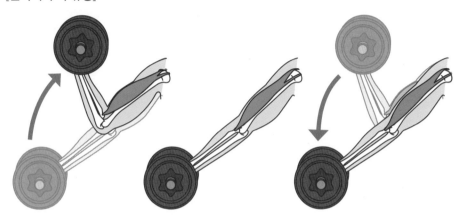

구심성 수축

손에 덤벨을 들고 팔 운동을 할 때 팔을 위로 들어 올리며 접는 동작에서 구심성 수축이 일어난다. 위팔두갈래근은 팔꿈치관절을 굽히기 때문에 짧아지면서 덤벨의 무게에 맞버티는 힘을 계속 발휘한다.

등척성 수축

손에 덤벨을 들고 계속 정지 상태를 유지할 때 등척성 수축이 일어난다. 위팔두갈래근은 길이를 바꾸지 않고 덤벨의 무게에 맞버티는 힘을 계속 발휘한다.

원심성 수축

덤벨을 내리는 동작에서 일어나는 수축을 말한다. 위팔두갈래근은 팔꿈치관절을 늘리기 위해 길어지면서 덤벨의 무게에 맞버티는 힘을 계속 발휘한다.

구심성 수축과 원심성 수축은 둘 다 동작을 동반하는 수축이다. 관절을 움직이면서 일정한 힘을 계속 발휘하므로 '등장성 수축'이라고도 한다.

[근육의 수축 형태와 그 기능]

수축의 형태	기능
구심성 수축	운동의 가속(엑셀)
원심성 수축	운동의 감속(브레이크) 충격 흡수(쇼크업소버)
등척성 수축	지지와 안정화

동작 장애에 관여하는 기능 장애

근육이 기능부전에 빠지는 원인 ②

- 중추성 원인은 중추신경계가 입은 손상이다.
- 중추성 운동 제어 장애는 근육 활동의 시간적 제어를 불가능하게 한다.
- 근력은 '불사용 학습'에 의해 더욱 저하된다.

중추성 원인에 의한 제어 장애

중추성 원인에 의한 근육의 기능부전은 중추신경이 손상을 입었을 때 생기는데, 근육이 수축을 지속하는 시간이나 시점 등 시간적 제어가 저해되기 때문에 전형적인 운동 패턴 이외의 선택적 운동이나 여러 근육을 사용하는 운동은 하기 어렵다.

예를 들어 종아리에 있는 가자미근(비장근)이나 장딴지근(비복근)은 발목관절의 움직임에 관여하여 발바닥쪽굽힘(저굴)을 제어하는데, 여기에 뇌졸중의 전형적인 후유증인 연축이 일어나면 발이 발바닥쪽굽힘(저굴) 상태가 되어 발끝으로밖에 걷지 못한다. 연축이 가자미근·장딴지근의 원심성 수축을 저해하기 때문이다.

전혀 움직이지 않으면 근육은 망가진다

원인이 말초성이냐 중추성이냐에 관계없이 기능 장애가 있는 부위를 장기간 사용하지 않으면 관여하는 근육의 사용 빈도가 줄어들기 때문에 근력 저하가 일어난다. 그렇게 되면 장애 부위 사용을 점점 피하게 되고 보상 동작에 의존하게 되기 때문에 근력 저하가 더욱 심해진다. 이러한 행동 패턴은 근육뿐 아니라 신경계에도 영향을 미친다. 근육을 사용하지 않아 운동 기능을 담당하는 뇌의 영역이 감소하고, 보상 동작과 관련된 영역이 확대되어 기능의 저하가 한층 더 진행되는 악순환에 빠진다. 이런 현상을 비사용 학습이라고 한다. 그렇다고 장애가 있는 동작을 일부러 하게 되면 통증이 발생하고 이것이 장애 부위의 사용을 피하는 동기로 이어질 수 있다. 이것도 비사용 학습이라고 할 수 있다.

키워드

가자미근(비장근)
장딴지 세 갈래근을 구성하고 있는 가자미 모양의 근육으로, 발바닥쪽굽힘(저굴)에 관여한다.

장딴지근(비복근)
종아리 뒤쪽의 두 갈래로 갈라진 근육으로, 발바닥쪽굽힘(저굴)이나 무릎관절굽힘(굴곡)에 관여한다.

발바닥쪽굽힘(저굴)
발끝을 발바닥 쪽으로 굽힌 상태를 말한다.

연축
근육이 극도로 긴장돼 의식적인 조절이 안 되는 상태를 말한다. 오그라들거나 줄어들어 손이나 발, 팔꿈치, 무릎을 굽힌 채로 있거나 손을 움켜쥔 채로 있는 상태를 가리킨다.

메모

사용하지 않으면 근력이 떨어지는 이유
근육을 사용하는 빈도가 줄어들면 운동 단위가 감소하기 때문에 근력이 저하된다. 근육섬유(근섬유)와 이를 제어하는 운동 뉴런이 운동 단위를 이루고 있는데, 근육을 장기간 사용하지 않으면 이 근육을 관장하던 운동 뉴런이 소멸한다. 그 결과, 운동 단위가 감소하고 근력이 저하된다.

중추성 운동 장애

중추성 운동장애가 생기면 근육 활동을 시간적으로 제어할 수 없게 된다. 다시 말하면, 근육 활동의 지속 시간이 길어지거나 짧아지고 근육 활동의 시점이 지나치게 빠르거나 느려지는 등 시간과 관련된 제어를 하기 어렵다.

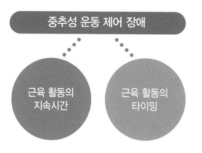

이 밖에 전형적인 운동 패턴에서 벗어난 행동을 취하거나 여러 근육을 협조적으로 움직일 수 없게 된다. 그 결과, '간헐적 경련'이라 불리는 연축이 유발되기도 한다.

비사용 학습

동작을 제대로 하지 못하면 보상 동작을 하거나 노력량을 늘리는 등 어떻게든 동작을 잘하려고 한다. 이런 경험과 결과가 악순환을 부르는데, 이를 '비사용 학습'이라고 한다.

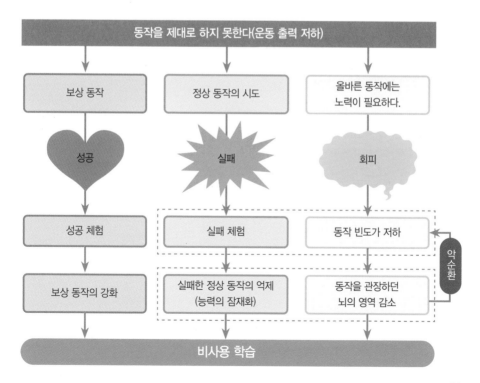

동작 분석의 기본

동작 장애에 관여하는 기능 장애
관절의 가동범위 이상

POINT
- 관절 가동범위의 이상을 초래하는 것은 강직과 구축이다.
- 구축을 일으키는 것은 근육의 과긴장이다.
- 관절 인대의 장력이 없어지면 관절이 과잉 가동하게 된다.

관절이나 근육을 움직이지 못하게 하는 것

관절은 동작을 하는 데 가장 중요한 역할을 하는 곳으로, 관절의 가동범위가 제한되거나 지나치게 넓어도 동작에 문제가 생긴다.

관절의 가동범위 제한은 크게 1차적 가동범위 제한과 2차적 가동범위 제한으로 나눌 수 있다. 1차적 가동범위 제한은 관절의 외상이나 질환에 따른 것이고, 2차적 가동범위 제한은 마비나 통증처럼 관절 이외의 장애에 따른 것이다.

관절의 가동범위를 제한하는 요인에는 관절을 구성하는 뼈, 연골, 인대, 관절포 등의 변화에 따른 강직과 근육, 힘줄, 신경, 혈관, 피부 등의 변화에 따른 구축이 있다. 강직은 관절이 딱딱하게 굳어 움직일 수 없는 상태, 구축은 근육이나 힘줄 등이 굳어 관절을 움직일 수 없는 상태를 말한다.

근육이 굳는 원인

근육의 과긴장은 근육의 길이와 출력을 상황에 맞게 유지할 수 없게 되는 것을 말한다. 이런 현상은 어떤 손상에 대한 방어인 경우가 많다. 예를 들어 통증을 피하려고 관절의 움직임을 억제하려다 무의식적으로 근육을 긴장시킬 수 있는데 이를 근성방어라고 한다.

한편, 관절이 너무 크게 움직이는 것은 관절 인대의 장력이 저하되었기 때문이다. 이렇게 되면 관절이 불안정해져 관절면의 적합성이 상실되기 때문에 운동장애를 일으키거나 관절 가동범위의 제한을 일으킬 수 있다.

 키워드

강직
관절을 구성하는 뼈와 연골, 인대, 관절포 등이 변형되고 주변 조직 등과 유착돼 원활한 가동을 잃은 상태를 말한다.

구축
근육 등의 과도한 긴장으로 인해 신축성을 잃고 굳어져 사지(팔다리)가 구부러진 채 움직이지 않거나 일정한 방향으로의 운동이 제한되는 경우를 말한다.

과긴장
어떤 원인으로 인해 근육의 긴장이 풀리지 않고 수축 상태가 지속되는 경우를 말한다.

 메모

근성방어
관절을 움직였을 때 통증이 생기는 경우, 근육을 과긴장시킴으로써 관절의 가동을 제한하여 통증을 피하려는 방어 반응을 말한다.

관절의 가동범위가 제한되는 두 가지 원인

관절의 가동범위가 제한되는 원인에 관절로 인한 것과 관절이 아닌 다른 요인으로 인한 것이 있다.

관절의 가동범위 제한

1차적 제한	2차적 제한
관절의 외상이나 질환에 따른 제한을 말한다. 강직, 즉 뼈·연골·인대·관절포 등 관절 구성체 자체의 변화로 인해 생기는 운동 제한이다.	구축, 즉 피부, 근육, 힘줄, 신경, 혈관 등의 변화로 인해 생기는 운동 제한을 말한다.

[구축의 종류]

관절의 가동범위를 제한하는 2차적 요인에 해당하는 구축은 주로 네 가지로 나뉜다.

피부성 구축	피부 열상, 창상, 염증 등으로 인한 흉터가 원인
결합 조직성 구축	피부 조직, 인대, 근육 등 결합 조직의 신축성 저하
근성 구축	근육 단축, 위축
신경성 구축	통증을 피하려고 반사적으로 자세를 억지로 오래 취했을 때 일어난다(반사성).

---

column ## 어깨결림도 근육의 과긴장

근육이 과긴장하는 전형적인 예로 어깨결림을 들 수 있다. 목덜미, 어깨, 등에 분포하는 근육(특히, 광범위하게 차지하는 등세모근)이 과긴장을 일으켜 굳어지고 혈관을 압박해 혈류를 악화시키면 세포에 산소와 영양분이 충분히 공급되지 못한다. 그 결과, 피로 물질이 축적돼 신경을 자극하고 당기거나 굳어 불쾌감과 통증을 유발한다.
어깨결림은 근육의 과긴장 상태이므로 근육을 이완시켜 주어야 한다. 어깨를 두드리거나 마사지를 해 주는 것도 좋다.

동작 장애에 관여하는 기능 장애

지각 이상과 정동적 요인

POINT

- 통증은 동작 이상의 전형적인 요인을 말한다.
- 심부 지각 이상으로 평형을 잃으면 보상 동작을 하게 된다.
- 동작에 영향을 미치는 것에는 정동적인 원인도 있다.

통증 회피는 전형적인 비정상 동작

동작 장애는 관절이나 근육에 문제가 있어도 발생하지만, 지각에 문제가 있어도 발생한다. 특히, 통증을 피하려는 일탈 동작은 다른 동작에 우선한다. 누구나 통증은 공포이므로 대부분 회피 행동으로 인해 의식의 자유도가 낮아진다.

통증을 피하려는 움직임에는 일정한 패턴이 있다. 하나는 관절이나 근육의 움직임에 따른 통증이 있는 경우로, 통증을 유발하는 운동을 피하려는 움직임, 즉 아픈 부분을 감싸는 듯한 작은 움직임을 보인다. 또 하나는 하중에 의해 일정한 범위에 통증을 기억하는 경우로, 운동하는 시간이나 범위를 과도하게 줄이듯이 움직인다.

균형의 불안정에 따른 보상 동작

지각에는 촉각, 온각과 같은 표재 지각(표면 감각)과 진동각, 위치각과 같은 심부 지각(고유 수용기로부터 전해지는 감각)이 있는데, 심부 지각에 이상이 있으면 신체의 위치 정보를 파악하기 어렵기 때문에 몸의 균형 감각(평형 감각)을 제어하지 못해 자세가 불안정해진다. 그렇게 되면 불안에 사로잡혀 안정을 유지하기 위해 관절을 고정함으로써 운동의 자유도를 억제하기도 하고 이와 반대로 명료한 지각을 얻기 위해 강한 보상 동작을 보이기도 한다.

통증이나 신체의 불안정에 대한 공포나 불안 등 감정이나 심리 상태 등의 정동적 원인도 관련이 있다. 재활 치료를 할 때 시키는 동작을 '잘못할 수도 있다'라는 걱정이 근육을 긴장시켜 원하는 결과로 이어지지 않는 경우가 많다.

키워드

표재 지각(표면 감각)
통각, 온각, 촉각, 냉각 등이 있다. 반면, 심부 지각에는 관절 각도 등의 운동각, 압각, 심부통, 진동통 등이 있다.

고유 수용기
근육이나 힘줄, 관절에 있는 위치나 움직임, 힘의 정보를 파악하는 수용기, 즉 자극을 받아 반응하는 세포를 말한다.

심부 지각(심부 감각)
고유 수용기로부터 전해지는 감각으로, 위치각, 평형각, 압각, 진동각 등이 이에 해당한다.

불안, 공포에 따른 동작의 장애

불안이나 공포가 심하면 위축되기 때문에 동작하는 데 장애가 생기기 마련이다. 재활 치료를 하는 데는 이러한 '정동적 요인'을 제거하는 일도 중요하다.

[2차적인 자세 · 운동장애]

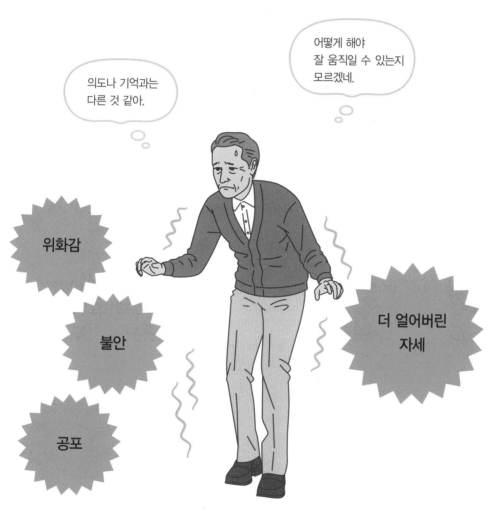

일본의 물리치료사라는 직업의 '장래성'

독자가 이 책을 손에 든 이유는 여러 가지이겠지만, 물리치료사라는 직업에 관심이 있는 사람도 많지 않을까 생각한다. 또는 이 책을 읽고 물리치료사라는 직업에 관심이 생기는 사람이 있을지도 모르겠다.

1장에서 언급했듯이 물리치료사는 전문성을 인정해 주는 국가 자격증이다. 일본에 「물리치료사 및 작업치료사법」이 시행된 것은 1965년이고, 이 법에 근거해 최초의 물리치료사(183명)가 탄생한 것은 이듬해인 1966년이었다. 이처럼 반세기 이상의 역사가 있는 자격이지만, 과거에는 대단하게 여기지 않은 것이 사실이다.

그런데 1990년대 후반부터 물리치료사에 대한 인식이 바뀌었다. 초고령 사회를 앞두고 의료 재활의 중요성이 인식되면서 유자격자의 증원이 시급해졌기 때문이다. 국가는 양성 학교의 설립 요건을 완화했고 새로운 양성 학교가 속속 탄생한 결과, 많은 물리치료사를 배출하게 되었다. 2000년에 2만 3,000명이 조금 넘었던 공익재단법인 일본물리치료사협회의 회원도 20년이 지난 현재는 10만 명이 넘을 정도로 늘어났다. 이러한 상황을 '공급 과잉'으로 보는 시각도 있어 취업이나 대우에 미치는 영향, 더 나아가 물리치료사라는 직업의 '장래성'을 불안하게 여기는 목소리도 들린다.

하지만 물리치료사 없는 세상은 상상할 수도 없다. 특히 세계적으로 유례없는 속도로 고령화가 진행되는 일본의 경우에는 재활 수요가 늘어날 수는 있어도 줄어드는 일은 결코 없을 것이다. 물론 지금까지 주요 취업처였던 의료 기관의 수에는 한계가 있지만, 최근에는 고령자 복지 시설의 수요가 계속 증가하고 있고, 재택 의료의 일환인 방문 재활 수요도 나날이 늘어나고 있다. AI나 로봇의 발달로 인해 '장래에 없어질 직업'으로 얼마 전 화제가 됐지만, 물리치료사는 포함되지 않았다. '온기 있는 재활'이 요구되는 한 물리치료사라는 직업이 사라지는 일은 없을 것이다.

2장

자세 제어의
생체역학

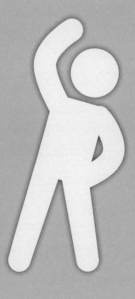

기본 동작의 자세 제어
생체역학이란 무엇인가

POINT

- 생체역학은 생체에 대한 역학적인 특성을 고찰하는 학문이다.
- 역학의 법칙이 모든 신체 운동을 지배한다.
- 동작을 분석하는 데는 생체역학적 지식이 필요하다.

역학의 관점에서 동작을 고찰한다

인체의 움직임을 고찰하는 데는 여러 가지 방법이 있지만, 이 책에서는 생체역학(Biomechanics)의 관점에서 설명하기로 한다. 생체역학은 인체의 구조와 운동을 역학 이론을 통해 고찰하는 학문으로, 움직임에 대해 합리적으로 논할 수 있어서 인체를 다루는 다양한 분야에서 응용하고 있다.

역학은 물리학 가운데 가장 기본적인 분야로, 세상에 존재하는 물체의 '움직임'을 모두 논리적으로 풀 수 있다. 물론, 신체 운동도 역학의 법칙에 따라 일어나므로 역학에 대한 지식 없이는 동작을 분석하기 어렵다. 실제로 재활 임상 현장에서 환자의 장애 원인을 밝히는 데는 생체역학적 고찰이 필요하다.

생체역학에 필요한 기본적인 역학

신체 운동을 고찰하는 데 역학을 응용하긴 하지만, 중학교 때 배운 기본적인 지식만으로도 충분하다. 특히, 힘의 균형이나 회전 운동에 대한 지식은 동작의 시퀀스(연결되는 장면)를 이해하는 데 중요하다. 관절의 움직임도 지레의 원리를 알면 좀 더 이해하기 쉬울 것이다. 요컨대 생체역학으로 동작을 분석하는 데는 기본적인 역학에 대한 지식이 필수라는 이야기이다.

예를 들어 32쪽부터 설명하는 자세 제어에는 중력에 대한 신체의 방향(체위)이나 무게중심의 이동 등이 크게 관여하므로 이를 이해하기 위해서는 역학에 대한 기본 지식이 있어야 한다.

키워드

생체역학
인체의 구조나 운동의 구조를 역학적 관점에서 고찰하는 학문을 말한다. 바이오메카닉스(Biomechanics)라고도 한다.

메모

관성의 법칙
모든 물체는 외부에서 힘을 가하지 않는 한 똑같은 속도로 운동한다는 법칙을 말한다. '뉴턴의 제1법칙'이라고도 한다.

운동 방정식
힘은 질량과 가속도에 비례한다. '뉴턴의 제2법칙'이라고도 한다. 힘(F)=질량(m)×가속도(a)

작용·반작용의 법칙
어떤 물체가 다른 물체에 힘을 가할 때(작용), 그 물체는 가한 힘과 같은 크기만큼 역방향의 힘을 상대 물체로부터 받는다(반작용)는 법칙을 말한다. '뉴턴의 제3법칙'이라고도 한다.

힘의 모멘트
힘(F)×회전의 중심으로부터의 거리(r)를 말한다. 이 값이 클수록 회전하기 쉽다.

생체역학을 이해하기 위해서는

동작분석의 토대가 되는 생체역학(바이오메카닉스)을 이해하기 위해서는 우선 다음과 같은 다섯 가지 기초를 파악해 두어야 한다.

[힘의 작용과 운동]

물체가 새로운 운동을 하려면 외부로부터 힘을 받아야 한다. 다시 말해, 외부에서 힘을 가하지 않는 한 모든 물체는 있는 그대로의 상태를 유지하려고 한다(관성의 법칙). 인체도 힘(원천은 근육)을 가해야 움직인다.

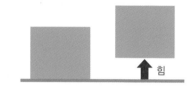

[가속도 운동]

물체에 힘을 가하면 운동을 시작하는데, 계속 힘을 가하면 운동 속도가 점점 빨라진다(가속도). 힘의 크기가 변하지 않는다면 단위 시간당 일정한 비율로 속도가 증가한다(등가속도 운동).

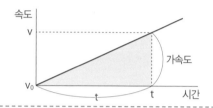

[작용과 반작용]

물체에 힘을 주면 같은 크기의 힘이 돌아온다.

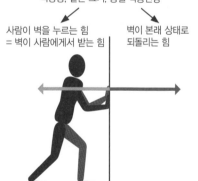

작용·반작용의 법칙
역방향, 같은 크기, 동일 작용선상

사람이 벽을 누르는 힘
= 벽이 사람에게서 받는 힘

벽이 본래 상태로
되돌리는 힘

[균형]

시소가 균형을 이루고 있을 때, A에 가해지는 힘 F_1, 지점에 가해지는 힘 F_2, B에 가해지는 힘 F_3의 각 작용은 서로 상쇄된다(F_1과 F_3의 모멘트가 균형을 이루므로 회전하지 않으며 F_2는 지점, 즉 회전축에 작용하므로 모멘트는 제로이다). 그렇기 때문에 이 시소는 움직이지 않는다.

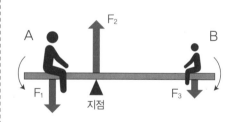

[힘의 모멘트]

물체에 가해지는 힘의 크기와 회전축에서 힘의 작용점까지의 거리 곱을 '힘의 모멘트'라고 한다. 힘의 모멘트는 회전의 용이성을 나타낸다(클수록 회전하기 쉽다). 같은 물체에 회전시키려는 힘 2개가 서로 역방향으로 작용할 때는 힘의 크기나 회전축에서 작용점까지의 거리가 달라도 모멘트의 크기가 같으면 균형을 이루어 물체가 회전하지 않는다.

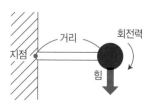

정지 자세와 생체역학
정지 자세와 힘의 균형

- 지구상의 모든 물체에는 중력이 작용한다.
- 중력과 지면 반력이 서로 상쇄하면 정지 자세가 유지된다.
- 몸의 무게중심과 지면 반력의 작용점이 동일선상에 있지 않으면 넘어진다.

중력과 반력의 균형으로 정지한다

바닥에 똑바로 서 있는 상태, 즉 정지 자세를 생체역학의 관점에서 고찰해 보자. 인체에도 역학 법칙이 성립하므로 정지 상태에 있을 때 외부에서 힘을 가하면 움직이기 시작하고 힘을 가하지 않으면 관성의 법칙에 따라 계속 정지 상태를 유지한다. 그렇다면 정지 자세는 외부에서 아무런 힘도 가하지 않은 상태를 말하는 것일까?

사실 몸의 무게중심에서는 연직 방향으로 '체중×중력 가속도'의 크기로 중력이 작용한다. 그러면 인체는 하향 운동을 시작할 것이다. 그런데 어떻게 계속 정지 상태를 유지할까?

그 이유는 바닥에서 중력과 같은 크기의 힘이 역방향으로 작용하기 때문이다. 이 반력(항력)과 중력이 균형을 이루기 때문에 계속 정지 상태를 유지하는 것이다.

힘의 균형으로 정지하는 조건

중력과 반력의 균형으로 정지 자세를 유지하는 데는 중력과 반력이 동일선상에 있어야 한다는 조건이 있다. 역방향의 힘이 동일선상에 있어야 서로 정지하므로 이 위치 관계가 상실되면 인체가 움직인다. 다시 말해, 몸의 무게중심 바로 아래에 지면 반력 작용점이 없으면 정지 자세를 유지할 수 없다.

그렇다면 몸이 전방 또는 후방으로 기울어지면 어떻게 될까? 무게중심과 지면 반력 작용점이 동일선상에 있지 않고 힘의 방향도 서로 반대이므로 회전 운동(물체가 한 정점의 주위를 원을 그리면서 회전하는 운동)을 시작하게 된다.

키워드

연직
중력이 작용하는 방향을 말한다. 수직과 같은 말이지만, 생체역학에서는 이 두 가지를 구별해 생각한다. 그렇기 때문에 수직 방향이 연직 방향과 동일하다고는 말할 수 없다.

무게중심
물체의 각 부분에 작용하는 중력을 모두 합친 힘(합력)이 작용하는 가상의 점을 말한다.

반력
작용한 힘에 대항하여 작용하는 힘(반작용의 힘)을 말한다. 역학에서는 항력, 일반적으로는 '반발력'이라는 말을 쓰기도 한다. 지면 반력(지면 반발력)은 바닥 소재의 물리적 성질에 의해 중력에 반발해 생긴다.

메모

회전 운동
물체가 하나의 선을 중심축으로 하여 원을 그리면서 회전하는 운동을 말한다.

중력 가속도
중력에 의해 생기는 가속도를 말한다. 값은 물체의 크기나 무게, 형상 등과는 관계없이 일정하다. 일반적으로 'g' 기호로 나타내며, 국제적으로는 $9.80665 m/s^2$로 정의한다.

정지 자세 시의 힘의 균형

수직으로 작용하는 중력과 지면 반력이 서로 팽팽하게 맞서 정지 자세가 유지된다. 중력과 지면 반력의 크기가 같고 작용선이 일치하면 정지 상태를 유지하고 어긋나면 회전 운동을 일으켜 넘어진다.

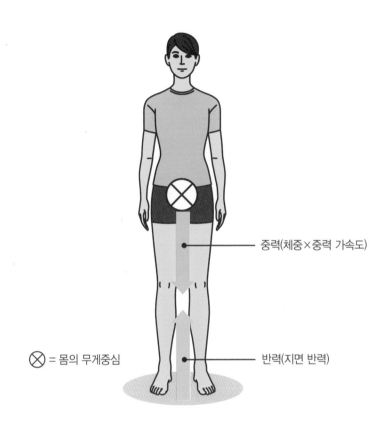

중력(체중×중력 가속도)

⊗ = 몸의 무게중심

반력(지면 반력)

정지 자세와 생체역학
자세 제어의 기본

● 자세는 동작과 체위의 조합이다.
● 자세가 바뀔 때는 동작과 체위가 동시에 바뀐다.
● 기본 동작은 자세 제어를 수반한다.

자세란 무엇인가?

　정지 자세라는 말은 앞에서도 언급했다. 자세는 일상적으로도 '자세가 좋다, 나쁘다' 등에 자주 쓰이는 말이다. 그렇다면 자세는 도대체 무엇일까?

　임상에서는 자세가 정렬과 체위로 이루어진다고 정의한다. 정렬은 신체 각부의 상대적인 위치 관계(얼라인먼트), 체위는 중력에 대한 신체의 방향을 말한다. 즉 '자세가 좋다'라는 것은 신체가 어떤 상태에 있을 때, 이 두 요소를 최적의 균형으로 유지하고 있다는 것을 나타낸다. 그리고 어떤 자세에서 다른 자세로 바뀔 때는 이 두 가지 요소가 동시 진행으로 바뀐다.

동작은 자세의 제어를 수반한다

　네 가지 기본 동작(뒤집기, 일어나기, 일어서기·앉기, 걷기)은 자세 변화를 동반한다. 기본 동작을 수행하기 위해서는 관절을 움직여 목적에 맞게 정렬하고 이와 동시에 신체에 작용하는 중력을 고려하여 체위를 조절해야 한다. 다시 말하면 자세 제어가 필요하다.

　예컨대 떨어져 있는 물건을 줍는 동작은 선 자세(입위)에서 전방으로 굽혀(엉덩관절을 굽혀) 팔을 바닥에 뻗는 자세(몸을 전방으로 구부린 자세)로 바꾼 것이다. 이 상태에서 바닥에 있는 물건을 주워 올리기 위해서는 팔을 더 뻗어야 한다. 그런데 몸의 무게중심이 지나치게 앞으로 이동하면 쓰러지게 된다. 그래서 몸을 앞으로 굽히는 동시에 발목 관절을 발바닥 쪽으로 굽혀 무게중심을 뒤로 비켜 놓는다. 이처럼 각 동작을 할 때는 정렬과 체위 조정을 동시에 하게 된다.

　키워드

정렬
신체 각부의 상대적 위치 관계를 말한다. 임상적으로는 얼라인먼트(Alignment)라는 용어를 사용한다.

체위
중력에 대한 신체의 방향을 말한다.

정렬과 체위 변화의 한 예

임상에서는 '정렬(얼라인먼트)'과 '체위'의 조합을 '자세'라고 정의한다. 어떤 자세에서 다른 자세로 이행할 때는 이 두 가지 요소가 동시 진행으로 바뀐다.

[떨어져 있는 물건을 주울 때의 자세 제어]

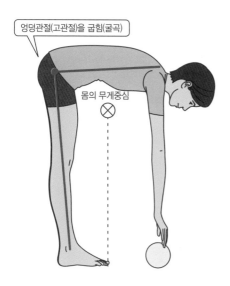

엉덩관절(고관절)을 굽힘(굴곡)

몸의 무게중심

① 선 자세(입위)에서는 몸의 무게중심선(중력선)이 지면 반력의 작용선과 일치하므로 정지 자세가 유지된다.

② 엉덩관절을 굽히면 몸의 무게중심이 앞으로 이동하지만, 무게중심선이 기저면(→ P.34 참조) 안쪽으로 떨어져 있으면 서 있을 수 있다.

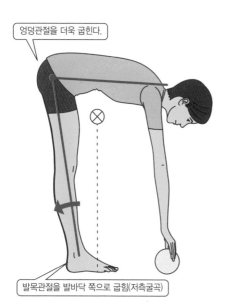

엉덩관절을 더욱 굽힌다.

발목관절을 발바닥 쪽으로 굽힘(저측굴곡)

③ 주우려고 팔을 뻗으면 몸의 무게중심은 더 앞으로 이동하고 무게중심선이 기저면에서 벗어나기 때문에 신체는 앞으로 넘어지고 만다.

④ 이때, 발목관절을 발바닥 쪽으로 굽히고(저측굴곡) 엉덩관절을 더 굽힌 후 허리를 후방으로 당기면 무게중심선이 기저면 안으로 돌아가므로 넘어지는 것을 막을 수 있다.

체위 변화와 무게중심 제어

정지 자세와 몸의 무게중심

POINT

- 몸을 지탱하는 것은 중력과 반력을 직접 받는 기저면이다.
- 무게중심선이 기저면의 안쪽에 있으면 정지 자세를 유지할 수 있다.
- 정지 자세를 유지하려면 체위를 바꿔 무게중심을 이동해야 한다.

무게중심과 기저면

앞서 설명했듯이 정지 자세를 취하려면 중력과 지면 반력이 동일 선상에 작용하여 균형을 이루어야 한다. 선 자세(입위)에서는 바닥에 접해 있는 양 발바닥 전체에 반력이 작용하지만, 지면 반력의 합력 작용점은 양 발바닥과 그 사이를 더한 평면의 중간에 있다고 볼 수 있다. 이 면을 '기저면'이라고 하는데, 이 기저면이 신체를 지지한다.

정지 자세는 지면 반력의 작용점이 무게중심과 동일선상에 있어야 가능하다. 체위가 바뀌어 무게중심의 위치가 변해도 무게중심으로부터 연직 하향으로 늘린 선(무게중심선)이 기저면 안을 지나면 정지 자세를 유지할 수 있다.

체위를 바꾸어 무게중심의 위치를 조정한다

무게중심선이 기저면에 딱 떨어지도록 무게중심의 위치를 제어할 수만 있다면, 체조 경기 선수나 댄서처럼 체위를 다양하게 바꿔도 정지할 수 있게 된다. 몸을 지지하는 다리 쪽 엉덩관절을 몸의 중심축 방향으로 모으거나(내전, 몸의 정중면에 가깝게 하는 운동) 몸을 한쪽으로 굽혀서(측방굴곡) 무게중심선이 기저면 안에 떨어지도록 무게중심의 위치를 옮기면 정지 자세를 유지할 수 있다.

한쪽 다리를 크게 벌렸을 경우(외전, 몸의 정중면에서 팔다리를 멀리하는 운동), 몸통을 역방향(몸을 지탱하는 다리 쪽)으로 크게 기울이면 정지 자세를 유지할 수 있다. 이때 무게중심은 우반신과 좌반신 양쪽에 있지만, 각각에 작용하는 중력의 합력 작용점(전신의 무게중심)이 기저면 위에 오도록 조정해 정지 자세를 유지한다.

키워드

기저면
발바닥 면 등 체중이 실리는 신체 표면(지지면)과 그 사이에 존재하는 평면을 더한 영역으로 형성되는 평면을 말한다.

무게중심선
무게중심에서 수직 아래로 뻗은 선으로, 중력이 작용하는 선을 말한다.

내전(모음)
관절을 안쪽으로 모으는 동작을 말한다.

외전(벌림)
관절을 바깥쪽으로 벌리는 동작을 말한다.

메모

지면 반력의 합력
좌우 발바닥에서 작용하는 지면 반력을 합하여 하나로 묶은 힘을 가리킨다.

체중을 지탱하는 다리 쪽으로 몸통을 구부린다 (측방굴곡)
한쪽 다리만으로 서려고 하는 경우에는 기저면이 좁기 때문에 그 범위에서 무게중심이 벗어나면 넘어져 버린다. 그러므로 지탱하는 다리 쪽(기저면 위)으로 몸통(몸의 중심부)을 이동해야 한다.

한쪽 다리만으로 설 때의 무게중심 조절

인체에 작용하는 중력을 지지하는 곳은 그 반작용의 힘인 지면 반력의 작용점이 있는 면이다. 인체에 작용하는 중력의 합력은 몸의 무게중심에 작용하므로 여기에서 내린 수직선과 지면이 교차하는 점이 지면 반력의 합력 작용점이다. 선 채로 정지 자세를 취하고 있을 때는 합력 작용점이 양발의 중간에 위치한다. 따라서 이때 몸을 지탱하는 기저면은 양발과 그 사이를 연결하는 면이라 할 수 있다.

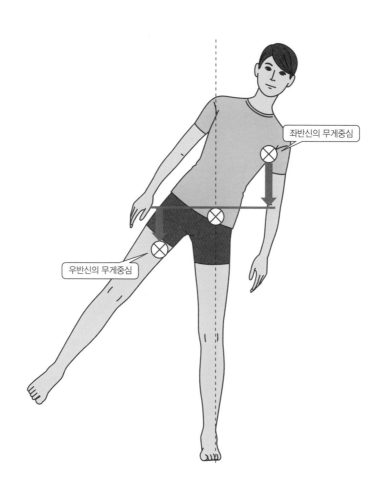

좌반신의 무게중심

우반신의 무게중심

한쪽 다리로 설 때는 한쪽 다리의 밑면이 기저면이 된다. 선 자세로 평형을 유지하려면 이 좁은 범위 안에 무게중심선을 떨어뜨려야 한다. 이 때문에 체위를 한쪽 발 밑면 바로 위에 몸의 무게중심이 위치하도록 조정해야 한다.

한쪽 다리를 크게 벌렸을 경우, 몸의 무게중심은 좌반신의 무게중심과 우반신의 무게중심으로 나뉘는데, 그 합력의 작용선이 발바닥 면(기저면)에 떨어지면 평형을 유지할 수 있다.

35

무게중심 이동의 생체역학
몸의 무게중심 이동

- 기본 동작의 본질은 몸의 무게중심을 이동하는 데 있다.
- 상하 운동은 바닥을 누르는 힘의 제어로 나타난다.
- 횡 이동은 회전 운동을 응용해 몸의 무게중심을 이동하는 것이다.

몸의 이동은 무게중심의 이동

앞에서 바닥에 떨어진 물건을 주울 때 몸을 앞으로 굽히기만 해서
는 몸의 무게중심이 앞으로 치우치기 때문에 쓰러져 버린다고 설명
했다. 이는 몸의 이동이 무게중심의 이동이기도 하다는 것을 보여 준
다. 몸의 무게중심을 이동하는 메커니즘이야말로 다양한 동작 메커
니즘의 본질이라고 할 수 있다.

물체의 이동에는 외력이 필요하다. 물론, 몸의 이동도 예외가 아니
다. 인체에 작용하는 외력은 중력과 지면 반력이다. 이 두 가지가 균
형을 이루면 정지 자세가 유지된다. 중력과 지면 반력이 균형을 잃으
면 신체 운동이 일어난다. 중력이 지면 반력보다 크면 아래, 중력보
다 지면 반력이 크면 위로 이동한다. 중력은 일정하므로 실제 상하
운동은 지면 반력의 크기를 바꾸어 일어나게 된다.

가로 방향 이동은 회전 운동으로

전형적인 횡 이동(수평 방향)은 병진 운동이다. 병진 운동은 상하 운
동과 달리, 중력과 지면 반력 외에도 외력이 필요하다. 그렇지 않으
면 회전 운동을 응용해야 중력과 지면 반력만으로 몸의 무게중심을
평행 이동시킬 수 있다.

먼저 이동하고 싶은 방향으로 몸을 기울이는 등 체위를 바꾸고 일
치하는 무게중심선과 지면 반력의 작용선을 비켜 놓는다. 중력과 지
면 반력은 서로 역방향이기 때문에 두 작용점 사이에 축이 생기는데,
이를 중심으로 하는 회전 운동이 일어나 몸이 기울어진다. 그 결과,
몸의 무게중심은 가로 방향으로 이동한다.

키워드

외력
물체의 외부에서 작용하는 힘
을 말한다.

병진 운동
물체가 수평 방향으로 이동하
는 것을 말한다.

메모

동작의 기본 메커니즘
지면 반력의 크기나 작용점을
조절해 몸의 무게중심을 이동
시키는 것을 말한다.

**신체에 회전 운동을
일으키려면**
무게중심선과 지면 반력의 작
용선이 어긋나게 만들면 된
다. 몸을 왼쪽으로 기울이면
무게중심선은 왼쪽으로 틀어
져 지면 반력의 작용선과 일
치하지 않으므로 왼쪽으로 회
전하려는 작용이 일어난다.
오른쪽으로 기울이면 무게중
심선이 오른쪽으로 틀어지므
로 오른쪽으로 회전하게 된
다. 앞뒤에 대해서도 이와 마
찬가지이다.

몸의 무게중심의 상하 이동과 지면 반력

위쪽이나 아래쪽으로 몸을 움직이려면 중력과 지면 반력의 균형 관계를 깨뜨리면 된다. 몸의 무게중심에 작용하는 중력의 크기는 바꿀 수 없으므로 지면 반력의 크기를 바꾼다. 지면 반력은 다리가 바닥을 누르는 힘에 대한 반작용의 힘이므로 바닥을 누르는 힘을 바꾸면 되는 것이다.

바닥을 누르는 힘을 약화 → 신체는 아래로 이동
(중력>지면 반력)

바닥을 누르는 힘을 강화 → 몸은 위로 이동
(중력<지면 반력)

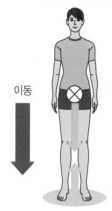

이동

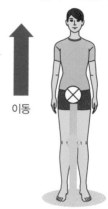

이동

엉덩관절이나 무릎관절을 이완시켜
힘을 빼고 쪼그리고 앉는다.

발끝에 세게 힘을 주어 버티고
서서 기지개를 켠다.

무게중심의 수평 이동과 회전 운동

병진 운동을 하려면 외부에서 큰 힘을 가해야 하므로 스스로는 할 수 없다. 하지만 자력으로 몸을 돌리면 몸의 무게중심은 수평 방향으로 이동한다.

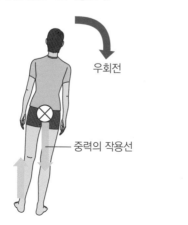

우회전

좌회전

중력의 작용선

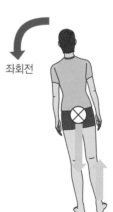

무게중심 제어와 엉덩관절
좌우로 움직일 때의 무게중심 이동

POINT
- 바닥을 밟으면 발을 축으로 하는 회전 운동이 생긴다.
- 엉덩관절이 회전 운동을 병진 운동으로 바꾼다.
- 이동 방향과 다른 역방향의 힘을 가하면 이동이 멈춘다.

발을 디디면서 생긴 지면 반력이 몸을 움직인다

몸을 좌우로 움직이면 몸의 무게중심이 수평 방향으로 이동한다. 선 채로 정지 자세를 취하다가 몸을 오른쪽으로 움직이면 상반신에는 오른 방향의 힘이 작용한다. 이 힘은 왼발을 벌리는(외전) 작용의 반작용으로 생긴 지면 반력이다. 그러면 정지 자세의 중력과 지면 반력의 균형이 깨져 몸을 움직여야 하는 조건이 생긴다(중력<지면 반력). 한편, 왼쪽 다리를 벌리면 지면 반력의 작용점이 왼쪽으로 틀어져 무게중심선과 지면 반력의 작용선이 일치하지 않게 된다.

이렇게 해서 몸은 움직이기 시작하지만, 이 동작은 왼발을 축으로 하여 몸을 오른쪽으로 회전하는 운동에 지나지 않는다.

엉덩관절이 회전 운동을 수평 운동으로 바꾼다

이때 기능을 발휘하는 게 엉덩관절이다. 왼쪽 엉덩관절이 왼쪽 다리를 벌리면(외전) 몸의 무게중심은 수평 방향으로 이동한다.

하지만 그대로 있으면 옆으로 넘어지므로 적절한 타이밍에 제동을 걸어 줘야 한다. 그러기 위해서는 무게중심이 이동하는 적절한 위치에 오른발을 내디뎌야 한다. 새로운 기저면을 만들고 이동 방향과 반대 방향의 힘을 가하여 운동을 멈추게 하는 것이다.

이때 필요한 힘의 크기는 제동을 걸었을 때의 무게중심 속도에 달려 있다. 속도는 지면 반력의 작용점과 무게중심선의 거리가 멀어질수록 커진다. 무게중심의 가로 방향 운동량은 다리가 회전 운동한 각운동량을 반영하는데, 각운동량은 회전의 반지름이 클수록 커지기 때문이다.

키워드

운동량
물체의 질량과 속도의 곱으로 나타내는 물리량을 말한다. 체감적으로는 물체의 운동을 '멈추게 하기 어려움'으로 인식한다. 즉, 무거울수록 그리고 빠를수록 물체를 정지시키기 어렵다.

메모

각운동량
회전하는 물체의 운동량을 말한다. 물체의 질량, 속도, 회전 반지름의 곱으로 나타낸다. 회전 반지름과 질량이 크고 빠르게 회전할수록 회전하는 힘이 커서 멈추기 어렵다.

제동을 걸 때 필요한 힘의 크기
무게중심선이 지면 반력 작용선에서 멀어질수록 무게중심의 가속도가 커지기 때문에 정지하는 데 큰 힘이 필요하다(힘=질량 × 가속도).

수평 이동과 엉덩관절의 기능

한쪽 발을 좌우 방향으로 내디디면 몸의 무게중심은 그 역방향으로 이동한다. 하지만 그대로 있으면 몸통이 기울면서 넘어지게 된다. 다리를 축으로 한 회전 운동이기 때문이다. 이때는 엉덩관절이 기능해 다리를 벌리게 함으로써(외전) 몸통이 수평 방향으로 이동하도록 유도한다.

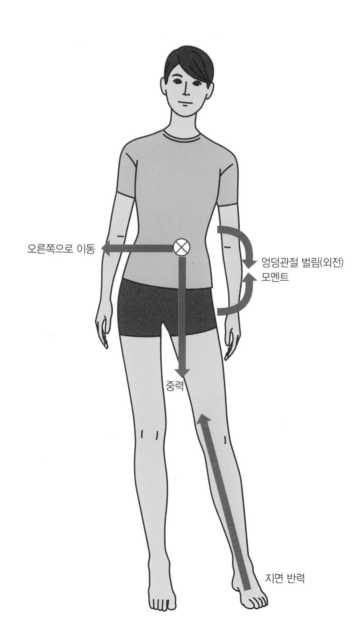

오른쪽으로 이동

엉덩관절 벌림(외전) 모멘트

중력

지면 반력

공정한 재활 치료비는 얼마일까?

일본에서는 물리치료사가 재활을 지도하면 당연히 '대가'가 발생한다. 그 대가는 얼마나 될까? 물론 대부분의 물리치료사는 근무처의 규정에 따라 급여를 받는다. 그렇기는 하지만 재활 기술 그 자체는 어느 정도의 '가치'를 인정하는 것일까?

병원이나 진료소는 대부분 보험 지정 의료기관이므로 치료의 일환으로 재활을 지도하면 규정에 따라 건강보험공단에서 진료비를 지불한다. 진료비를 산정하는데는 다양한 조건이 있어 계산하기가 매우 복잡하다.

재활 치료비는 20분을 1단위로 해서 점수를 계산한다(1점=10엔). 다만, 하루에 산정할 수 있는 단위 수에는 상한이 있고(원칙 6단위=120분. 후생노동성 대신이 정하는 예외는 9단위=180분), 산정할 수 있는 일수에도 제한이 있다(90~180일. 환자의 질환에 따라 다름).

구체적인 비용(점수)은 질환별로 세세하게 규정되어 있다. 예를 들어 운동 기구를 이용한 재활비는 Ⅰ, Ⅱ, Ⅲ으로 구분되는데(규정 조건에 따라 어느 것을 산정하는지 의료기관이 신고한다), 1단위당 Ⅰ은 185점(1,850엔), Ⅱ는 170점(1,700엔), Ⅲ은 85점(850엔)이다. 비사용 증후군(Disuse Syndrome) 재활비도 세 가지로 구분한다. Ⅰ은 180점(1,800엔), Ⅱ는 146점(1,460엔), Ⅲ은 77점(770엔)이다. 재활 시작일로부터 14일 간은 1단위당 45점(초기 가산), 30일 간은 30점(조기 재활 가산)을 '할증'하는 것도 인정한다(모두 조건이 있음). 한편, 동시에 실시하는 진료의 경우에는 재활을 지도해도 내용에 따라 요금 산정을 인정하지 않을 수도 있다.

이상은 병원에서 실시하는 재활 규정이다. 이와 별도로 재택 요양을 하는 환자를 방문하여 재활을 지도한 경우의 규정도 있다. 재택 환자 방문 재활 지도 관리비는 두 가지로 구분하는데, 1단위(20분)당 300점(3,000엔) 또는 255점(2,550엔)이다.

3장

뒤집기 동작의 분석

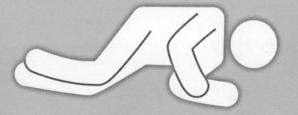

기본 동작 〈뒤집기 동작〉의 개요
뒤집기 동작의 기본

POINT

- 뒤집기 동작은 누운 자세에서 다른 자세로 이행할 때 가장 먼저 나타나는 동작이다.
- 뒤집기 패턴에는 몇 가지가 있지만, 모두 척추에 기인하는 체축 안쪽돌림이다.
- 어느 한 부위에서 시작된 회전 운동은 전신으로 파급된다.

뒤집는 운동 패턴은 각양각색

기본 동작 중 하나인 뒤집기 동작은 누운 자세(와위)에서 다른 자세로 이행하는 과정에서 가장 먼저 나타나는 동작이다. 태어난 지 얼마 안 된 신생아가 처음 획득하는 동작이라는 점에서도 알 수 있듯이 다른 기본 동작의 원형이라 할 수 있다.

단적으로 말하면, 뒤집기 동작은 누운 자세에서 몸을 옆으로 비틀어 회전하는 동작이다. 기능 장애가 없는 건강한 성인의 경우에는 보통 팔(상지)을 크게 뻗은 후 몸을 옆으로 돌려 움직인다.

하지만 비트는 위치를 비롯한 실제 운동 패턴은 사람에 따라 각양각색이다. 대체로 43쪽의 표와 같이 분류할 수 있는데, 정상, 표준을 정의하기는 매우 어렵다. 다만, 건강한 성인이 하는 뒤집기 동작의 운동 패턴에 보편적 특성이 있을 뿐이다. 이것이 바로 척추의 회전 운동(물체가 타원에 가까운 궤도를 그리며 회전하는 운동)에 의해 일어나는 견갑대와 골반대 사이의 회전(돌림, 나선 운동)이다. 이런 움직임을 체축 안쪽돌림(내회전)이라고 한다.

체절의 움직임으로 뒤집기 동작을 분석한다

동작은 체절을 신체의 구성 단위로 파악하면 이해하기 쉽다. 여러 체절이 관절에 의해 연결된 것으로 보고 각 체절의 움직임에 착안하여 동작을 분석하는 것이다. 이런 관점에서 보면, 뒤집기 동작은 머리 또는 그 이외의 부위를 기점으로 시작된 회전 운동이 전신에 파급되는 움직임이라고 할 수 있다. 하나의 체절 움직임이 옆 체절로 전달되고 이것이 다시 다음 체절로 전달된다.

키워드

와위

누운 자세를 말한다. 누운 자세에는 앙와위(바로 누운 자세), 측와위(옆으로 누운 자세), 복와위(엎드려 누운 자세)가 있다.

팔 뻗기

팔을 뻗는 동작을 말한다.

척추

약 30개(개인차가 있음)의 척추뼈로 이루어진 등마루를 말한다. 척추뼈는 목뼈(기본적으로 7개), 등뼈(12개), 허리뼈(5개), 엉치뼈(5개), 꼬리뼈(3~6개)로 이루어져 있다.

어깨뼈(견갑골)

등 위쪽에 있는 한 쌍의 넓적한 뼈로, 몸통 뒤쪽과 팔을 연결한다.

상지

양팔을 말한다. 위팔(상완), 아래팔(전완), 손으로 나눌 수 있다.

메모

체절

신체 각부를 앞뒤 축을 따라 반복해서 형성되는 분절적인 입체 구조로 파악하고 각 관절로 이어진 모델이라고 간주하는 생체역학적인 분석이다. '세그먼트(Segment)'라고도 한다.

가장 일반적인 뒤집기 동작

여기서는 가장 일반적인 뒤집기 동작을 제시하지만, 이 운동 패턴이 표준이라는 의미는 아니다. 사람마다 운동 패턴이 다양해 정상적인 운동 패턴을 한마디로 정의하기는 어렵다. 하지만 모두 몸을 비틀어 주는 것(체축 안쪽돌림)이 기본이다.

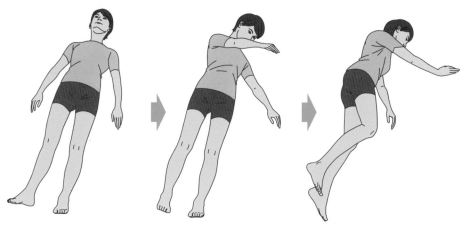

[뒤집기 동작의 기본 패턴]

체절	동작 패턴
팔	위쪽에 있는 팔이 어깨관절보다 낮은 위치로 뻗는다.
	위쪽에 있는 팔이 어깨관절보다 높은 위치로 뻗는다.
	위쪽에 있는 팔로 바닥을 짚은 후에 뻗는다.
	위쪽에 있는 팔로 바닥을 계속 짚고 회전한다.
머리·몸통	골반과 어깨뼈의 위치 관계가 고정된다.
	골반이 먼저 돈다.
	골반과 어깨뼈의 위치 관계가 바뀐다.
	어깨뼈가 먼저 돈다.
다리	양쪽 다리를 굽혀 바닥에서 들어 올린다.
	한쪽 다리를 굽혀 바닥에서 들어 올린다.
	한쪽 또는 양쪽 다리를 굽힌 후 바닥을 밀며 회전한다.
	한쪽 다리를 지지면에서 들어 올린 후 다리의 무게를 이용하여 회전한다.
	양쪽 다리 모두 지지면과 계속 접촉한 상태이지만, 다리로 바닥을 차는 부위가 바뀐다.
	옆으로 누운 자세(측와위)로 회전함에 따라 오른쪽 다리 또는 넙다리가 왼쪽 다리 뒤에 위치한다.

기본 동작 〈뒤집기 동작〉의 개요
신전 회전과 굴곡 회전

POINT

- 체축 안쪽돌림의 관점에서는 뒤집기 동작을 두 가지 종류로 나눌 수 있다.
- 신전 회전 패턴은 다리부터 움직이고 회전 운동이 꼬리 부분에서 머리로 전달된다.
- 굴곡 회전 패턴은 머리부터 움직이고 회전 운동이 머리에서 꼬리 부분으로 전달된다.

하체부터 돌리는 신전 회전 패턴

체축 안쪽돌림(내회전)의 관점에서는 뒤집는 동작을 신전 회전 패턴과 굴곡 회전 패턴으로 분류할 수 있다.

신전 회전 패턴은 말 그대로 온몸을 옆으로 비트는 동작으로, 다리나 골반대부터 운동을 시작하여 꼬리 부분에서 머리 쪽으로 회전 운동을 전달하는 것이다. 좀 더 구체적으로 말하면, 위쪽이 되는 다리로 바닥을 눌러 구동력을 일으키고 하반신을 먼저 돌린다. 운동은 위쪽으로 전달되고 마지막으로 두경부를 뒤쪽으로 펴면서 돌린다.

신전 회전을 할 때는 엉덩관절을 사용하기 때문에 엉덩관절의 가동범위가 작거나 근력이 떨어져 있으면 잘 돌아가지 않는다. 이 때문에 다리의 구동력이 약해진 환자는 난간을 팔로 당기거나 엉덩관절과 무릎관절을 굽혀 엉덩관절의 기능 저하를 보완해야 다리에 의한 구동을 시도할 수 있다.

상체부터 돌리는 굴곡 회전 패턴

한편, 굴곡 회전 패턴은 머리에서 시작하여 꼬리 부분으로 운동이 파급된다. 머리를 돌릴 때 경부는 앞으로 구부러지기 때문에 앞으로 굽힌 자세로 회전하게 된다. 또한 위쪽에 있는 팔을 몸이 뒤집는 방향으로 뻗는 것도 특징이다. 다리는 동작 초반에 잠깐 바닥을 누를 뿐, 후반까지 회전(돌림, 나선 운동)의 구동력을 계속 일으키지는 않는다.

뒤집기 동작만 본다면 신전 회전 패턴으로 하든, 굴곡 회전 패턴으로 하든 아무런 문제가 없다. 하지만 일어나기 동작으로 연결하려면 굴곡 회전 패턴으로 몸을 뒤집을 수 있는지 없는지가 포인트가 된다.

키워드

체축(Body Axis)
몸을 관통하는 가상의 선을 말한다. 대부분 머리와 꼬리 부분을 연결하는 직선을 가리킨다. 그 이유는 몸을 회전체라고 생각할 때 이 선을 회전축으로 가정하기 때문이다.

신전 회전
뒤쪽으로 몸을 젖히는 듯한 자세로 몸을 돌리는 동작을 말한다.

굴곡 회전
앞쪽으로 굽히는 듯한 자세로 몸을 돌리는 동작을 말한다.

메모

체축 안쪽돌림(내회전)
몸의 축을 회전축으로 한 회전 운동(몸을 비트는 움직임) 동작을 말한다. 실제로는 척추를 비틀 듯이 해서 몸을 움직인다.

두 가지 패턴의 뒤집기 동작과 보상 동작

[신전 회전 패턴]

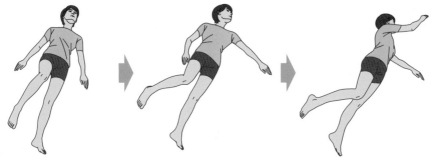

① 위쪽 발로 바닥을 차 기동력을 얻은 후 다리와 골반대를 돌리기 시작한다.

② 회전 운동이 머리 쪽으로 연결된다.

③ 마지막으로 두경부를 후방으로 펴서 돌고 옆으로 누운 자세(측와위)가 되면 동작을 마친다.

[굴곡 회전 패턴]

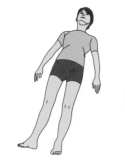 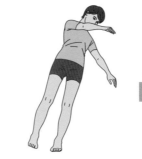 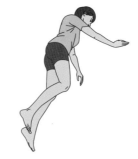

① 두경부를 살짝 굽혀 회전 운동을 시작한다.

② 회전 운동이 견갑대로 전달되면 팔을 몸의 전방으로 뻗는다.

③ 몸통 아랫부분을 향해 연쇄적으로 돌며, 마지막으로 골반부를 돌려 옆으로 누운 자세(측와위)를 취한다.

[신전 회전 보상 패턴]

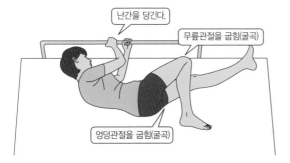

난간을 당긴다.

무릎관절을 굽힘(굴곡)

엉덩관절을 굽힘(굴곡)

엉덩관절의 기능이 떨어져 있는 사람이 신전 회전 운동을 시도할 때는 다리의 기동력을 보완하기 위해 대부분 왼쪽 그림과 같은 체위를 취하며 보상 동작을 한다.

- 난간을 당긴다.
- 무릎관절을 굽힌다.
- 엉덩관절을 굽힌다.

기본 동작 〈뒤집기 동작〉의 개요
굴곡 회전의 시퀀스

- 굴곡 회전 패턴은 일어나기 동작에 관여하기 때문에 특히 중요하다.
- 굴곡 회전의 시퀀스는 세 가지로 나누어 생각할 수 있다.
- 굴곡 회전은 인접한 위쪽 부위의 움직임이 아래쪽 부위로 이어진다.

굴곡 회전의 뒤집기 동작은 일어나기 동작의 전제

뒤집는 동작 중에서도 굴곡 회전 패턴은 특히 중요하다. 굴곡 회전 운동으로 뒤집는 동작을 하지 못하면 일어나는 동작으로 옮겨가지 못하기 때문이다. 임상에서는 종종 환자에게 굴곡 회전 패턴으로 뒤집기 동작을 하게 하여 문제를 분석한다. 다시 말해, 일어나기 동작을 하지 못하는 환자에게는 먼저 굴곡 회전 패턴으로 뒤집기 동작을 할 수 있도록 이끄는 것이 치료의 중요한 포인트이다.

굴곡 회전 패턴 시퀀스는 3단계로 나눌 수 있다.

[제1단계] 두경부를 조금 굽혀, 몸통에 선행하여 회전한다.

회전 운동이 견갑대로 파급된다. 위쪽 어깨뼈가 가슴우리(흉곽)면 상에서 전방으로 돌출하고 팔은 뒤집는 쪽으로 뻗는다.

[제2단계] 회전 운동이 등뼈(흉추), 허리뼈(요추)로 파급된다.

회전함에 따라 몸의 무게중심이 뒤집는 쪽으로 이동하기 때문에 다리가 이를 지탱한다(지지면을 만든다).

[제3단계] 회전을 마친 몸통 윗부분은 고정된다.

나중에 회전을 시작한 몸통 아랫부분이 따라붙어 옆으로 누운 자세(측와위)가 완성된다.

위와 같은 과정은 위쪽 부위의 운동이 인접한 아래쪽 부위로 파급되는 연쇄 반응이며 이는 부위 간의 뒤틀림을 수정하려는 정향반사라고도 볼 수 있다.

뒤집기 동작의 제1단계~제3단계

[제1단계] 두경부의 굴곡·회전 → 위쪽 견갑대의 전방 돌출과 뻗기

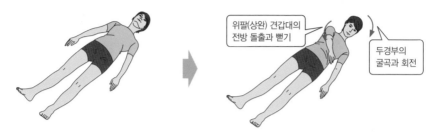

위팔(상완) 견갑대의 전방 돌출과 뻗기

두경부의 굴곡과 회전

〈필요한 동작 메커니즘〉 두경부 조절, 어깨뼈 전방 돌출과 팔 뻗기
- 두경부를 살짝 굽혀 회전을 시작한다.
- 위쪽 견갑대를 신체의 앞쪽으로 내밀고 위쪽에 있는 팔을 뻗는다.

[제2단계] 몸통 윗부분의 회전 시작 → 위쪽 어깨와 아래쪽 어깨가 위아래로 정렬

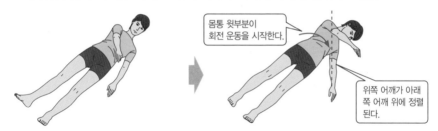

몸통 윗부분이 회전 운동을 시작한다.

위쪽 어깨가 아래쪽 어깨 위에 정렬된다.

〈필요한 동작 메커니즘〉 몸통 윗부분의 체축 안쪽돌림, 체중 이동
- 몸통 윗부분이 회전 운동을 시작한다.   • 위쪽에 있는 팔을 뒤집는 방향으로 뻗는다.
- 몸통 아랫부분은 고정되어 있다.

[제3단계] 몸통 아랫부분의 회전 시작 → 측와위

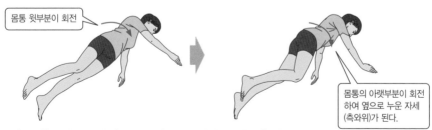

몸통 윗부분이 회전

몸통의 아랫부분이 회전하여 옆으로 누운 자세(측와위)가 된다.

〈필요한 동작 메커니즘〉 몸통 중간 부분~아랫부분의 체축 안쪽돌림
- 몸통 윗부분이 회전을 마치고 고정된다.
- 몸통 아랫부분을 돌린다.

〈뒤집기〉 동작을 가능하게 하는 메커니즘
굴곡 회전 운동 시의 두경부 제어

POINT

● 굴곡 회전 패턴은 두경부의 작은 굽힘으로 시작된다.
● 두경부의 굽힘이 몸통 전면의 근육을 긴장시킨다.
● 두경부의 움직임이 자세근의 긴장을 조절한다.

굴곡 회전 패턴 / 제1단계 동작 메커니즘

굴곡 회전 패턴에 의한 뒤집기 동작 시퀀스는 3단계로 이루어진다. 각각 어떤 과정을 거치는지 살펴보자.

제1단계는 〈두경부의 작은 굴곡과 회전〉 → 〈어깨뼈의 전방 돌출〉 → 〈팔 뻗기〉라는 흐름으로 이루어진다. 먼저, 두경부를 굽히는데, 이 움직임은 머리가 바닥에서 살짝 뜨는 정도의 움직임이다. 아주 조금 굽히기만 해도 몸통 전면에 있는 근육(복근이나 엉덩관절을 굽히는 근육)이 자극을 받아 긴장감을 높임으로써 굴곡 회전 패턴을 불러일으킨다.

경부 조절과 자세근 긴장

두경부를 굽혔을 때와는 반대로 두경부를 폈을 때는 몸통 후면을 자극해 등줄기 등의 긴장을 높이게 된다. 즉, 몸통 앞뒤 근육의 긴장은 두경부를 굽히거나 펴야 제어할 수 있는 것이다. 이 신체 운동에 앞서 일어나는 두경부의 운동을 두경부 조절이라고 한다.

동작에 선행하는 두경부의 움직임은 뒤집기 동작뿐 아니라 기본적인 신체 동작에 공통적으로 일어난다. 상부 목뼈(경추)의 관절, 인대, 근육에 있는 수용기가 두부와 경부의 위치 관계를 감지하는데, 이 정보를 몸통이나 다리 등의 근육으로 전달하고 긴장을 조절하는 것이다. 신체는 항상 중력의 영향을 받기 때문에 근육은 항상 일정한 긴장을 유지하는데, 그 크기는 자세에 따라 달라진다. 이를 자세근 긴장이라고 한다. 두경부의 움직임은 이 자세근의 긴장을 조절한다.

키워드

근육 긴장(근긴장)
근육에 늘 있는 일정한 긴장 상태를 말한다.

메모

자세근 긴장
자세를 바꾸면 자동으로 달라지는 근육의 긴장을 말한다. 신체에 가해지는 중력에 적응하기 위한 반응이다.

뒤집기 동작 제1단계의 두경부 역할

동작에 앞서 일어나는 두경부 운동의 역할은 신체 근육을 계속 긴장시키는 데 있다.

[두경부 조절]

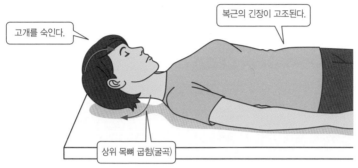

상위 목뼈를 굽히면 복근의 긴장이 고조된다.

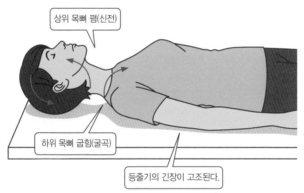

상위 목뼈를 펴면 등줄기의 긴장이 고조된다.

목뼈 굴곡에 관여하는 근육

굴곡 회전 운동 시 상위 목뼈를 굽히면 목뼈 전면에 있는 '추전근'이라는 근육이 작용한다. 경부의 주요 근육은 흉쇄유돌근이지만, 상위 목뼈에 대해서는 펴는 데 작용하기 때문에 굴곡 회전 운동 시에는 주도적인 관여를 하지 않는다. 음식물을 삼키는 동작에 관여하는 목뿔근(설골근)은 추전근의 관자마루근(측두두정근)과 목긴근(경장근)이 약해졌을 때 상부 목뼈의 굽힘(굴곡)에 대하여 보상적으로 관여한다. 하지만 연하 곤란이나 두경부의 비정상 굽힘(굴곡)으로 이어질 우려가 있으므로 주의해야 할 필요가 있다.

〈뒤집기〉 동작을 가능하게 하는 메커니즘
굴곡 회전 운동 시의 위쪽 어깨뼈

POINT
- 두경부 회전에서 시작하여 위쪽 어깨뼈의 전방 돌출로 진행된다.
- 위쪽에 있는 팔을 뻗는 동작이 회전 운동을 유도한다.
- 팔 뻗기는 몸의 무게중심을 이동시키는 데 중요하다.

제1단계에서 제2단계로 이행하는 동작

두경부를 조금 굽힘으로써 시작된 굴곡 회전 패턴의 두경부 회전은 뒤집는 방향으로 진행된다. 이에 따라 몸통 윗부분을 회전하는데, 이때 방해가 되는 것이 견갑대와 상지, 즉 어깨와 팔이다. 이곳은 바깥쪽으로 돌출되어 있어 몸통을 원통으로 보면 돌기물에 해당한다. 이 돌기물이 방해가 되지 않도록 대처해야 몸통의 윗부분을 원활하게 회전할 수 있다.

먼저 위쪽 어깨뼈를 전방으로 내밀고 팔을 뻗는다. 그다음에는 위쪽이 되는 견갑대(왼쪽으로 뒤집는 경우에는 오른쪽 어깨)를 뒤집는 방향으로 내밀고 이와 동시에 위쪽에 있는 팔(왼쪽으로 뒤집는 경우는 오른팔)을 회전 방향으로 크게 뻗는다.

팔 뻗기는 모든 동작에서 중요하다

어깨뼈의 전방 돌출에 맞추어 일어나는 팔 뻗기는 매우 중요한 역할을 한다. 운동 방향을 유도하기 때문이다. 몸통 윗부분의 회전, 이어서 일어나는 몸통 아랫부분과 다리의 회전 모두 팔을 뻗는 동작에 따라 진행된다.

팔 뻗기는 모든 동작에서 중요한데, 특히 몸의 무게중심을 이동하는 운동에 중요하다. 몸의 무게중심을 이동할 때는 팔을 뻗어 유도하기 때문에 팔을 제대로 뻗지 않으면 올바른 동작을 할 수 없다.

예를 들어 보행 시에도 양팔을 제대로 움직이지 않으면 똑바로 걸을 수 없다. 양팔 뻗기와 운동이 고관절의 양측성 활동을 유발하기 때문이다. 뒤집기 동작도 팔을 뻗지 못하면 몸통을 돌리기 어렵다.

 키워드

앞톱니근(전거근)
갈비뼈와 어깨뼈를 연결하는 근육을 말한다. 어깨뼈 고정이나 어깨관절 이동 등에 관여한다.

등세모근(승모근)
목부터 양쪽 어깨, 등에 이르는 큰 근육을 말한다. 어깨뼈를 들 때는 상방, 중앙, 하방의 세 가지 방향에서 끌어당긴다.

견갑대
어깨뼈, 위팔뼈(상완골), 빗장뼈(쇄골), 복장뼈(흉골)로 이루어진 팔의 기능적 단위를 말한다. 어깨뼈의 운동에는 어깨관절(견관절) 복합체를 구성하는 많은 뼈가 관여하므로 기능적 단위를 말하는 이름으로 사용된다.

양측성 활동
하나의 움직임을 성립시키는 짝이 된 기관의 상반된 활동을 말한다. 예를 들어 왼쪽으로 뒤집는 경우에는 오른쪽 발관절이 오른쪽 다리를 바닥에 밀어붙이도록 움직이고 왼쪽 엉덩관절은 왼쪽 다리를 띄우도록 움직인다. 이를 통해 전체적으로 왼쪽 방향에 대한 회전력을 얻을 수 있다(→ P.61).

뒤집기 동작 〈제1단계에서 제2단계까지〉

[위쪽 어깨뼈의 전방 돌출과 위쪽에 있는 팔 뻗기]

몸통 윗부분 회전의 전단계로. 위쪽 어깨뼈가 전방으로 돌출되고 위쪽에 있는 팔을 뻗는다. 만약, 어깨뼈가 돌출되지 않으면 팔이 균형추가 되어 역회전 모멘트가 작용하기 때문에 뒤집는 방향에 대한 회전 운동을 저해하게 된다. 위쪽 어깨뼈의 전방 돌출과 팔 뻗기가 이후의 회전 운동을 유도하는 역할을 하는 것이다.

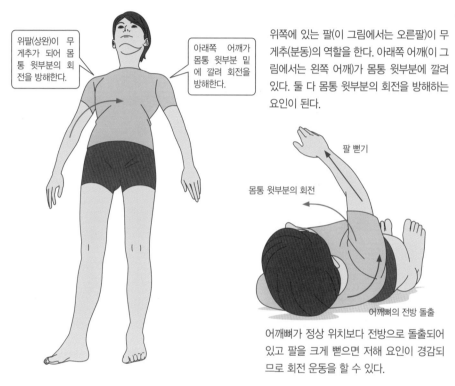

위팔(상완)이 무게추가 되어 몸통 윗부분의 회전을 방해한다.

아래쪽 어깨가 몸통 윗부분 밑에 깔려 회전을 방해한다.

위쪽에 있는 팔(이 그림에서는 오른팔)이 무게추(분동)의 역할을 한다. 아래쪽 어깨(이 그림에서는 왼쪽 어깨)가 몸통 윗부분에 깔려 있다. 둘 다 몸통 윗부분의 회전을 방해하는 요인이 된다.

팔 뻗기

몸통 윗부분의 회전

어깨뼈의 전방 돌출

어깨뼈가 정상 위치보다 전방으로 돌출되어 있고 팔을 크게 뻗으면 저해 요인이 경감되므로 회전 운동을 할 수 있다.

Athletics Column

어깨관절과 어깨위팔 리듬

팔을 뻗는 동작에는 어깨관절(견관절)의 안정적인 가동성이 중요하다. 어깨관절은 어깨관절 복합체라고도 부르듯이 여러 관절로 이루어져 있는데, 이 모두가 협조하여 움직이지 않으면 합리성 있는 운동을 하기가 어렵다. 협조성에 문제가 있으면 어깨의 통증이나 가동범위의 제한이 일어나기도 한다.

예를 들어 팔을 들어 올릴 때(위팔을 벌림), 팔의 뼈(상완골)뿐 아니라 어깨뼈도 연동하여 움직인다. 이때 어깨뼈와 위팔뼈의 움직임 비율을 '어깨위팔 리듬(견갑상완 리듬)'이라고 한다. 일반적으로 90도로 들어 올릴 때까지는 어깨뼈 : 위팔뼈(상완골) = 1 : 2, 그보다 위까지 들어 올리면 어깨뼈 : 위팔뼈(상완골) = 2 : 1이 되는 것으로 알려져 있다.

뒤집기 동작의
분석

〈뒤집기〉 동작을 가능하게 하는 메커니즘
굴곡 회전 운동 시의 아래쪽 어깨뼈

POINT

● 아래쪽 어깨뼈는 회전 운동의 저해 요인이 된다.
● 아래쪽 어깨뼈도 앞쪽으로 돌출되어야 회전 운동을 돕는다.
● 아래쪽에 있는 팔이 체중을 지탱하는 지지면을 만든다.

아래쪽 어깨뼈도 회전에 관여한다

제1단계에서 위쪽 어깨뼈의 전방 돌출과 팔 뻗기가 시작되었을 때 아래쪽 어깨뼈와 팔(왼쪽으로 뒤집는 경우에는 왼쪽 어깨와 왼팔)은 바닥에 눌려 몸통 아래에 깔리게 되는데, 동작을 하는 데는 아무런 관계가 없는 것처럼 보이지만 그렇지 않다. 오히려 원활한 회전을 지탱해 주는 중요한 역할을 한다. 위쪽 어깨뼈가 전방으로 돌출되는 것만으로는 아래쪽 어깨뼈가 회전 운동에 방해가 되기 때문에 몸을 회전시킬 수 없는 것이다.

단순히 회전한다고 생각해도 위쪽 어깨뼈가 회전해서 바로 위 위치로 왔을 때 아래쪽 어깨뼈가 바닥 쪽으로 오면 그 이상의 회전은 진행되지 않게 된다. 아래쪽 어깨뼈는 바닥 쪽에 고정되기 때문에 어깨뼈 자체가 움직여 전방으로 돌출할 수는 없다. 그러므로 가슴우리(흉곽)를 회전시켜 상대적으로 전방 돌출을 실현해야 한다. 이렇게 해서 양쪽 어깨뼈의 위치가 가슴우리(흉곽) 면에서 위아래로 정렬돼야 몸통 윗부분의 회전이 진행된다.

아래쪽 팔이 지지면을 만든다

아래쪽에 있는 어깨뼈는 아래쪽 팔이 바닥을 짚어 고정하는데(동작 분석의 관점에서는 전방 돌출), 이때 몸통 윗부분의 지지면을 만드는 것은 아래쪽 손의 소지구이다.

아래쪽 어깨뼈는 바닥에 고정되어 움직일 수 없기 때문에 그 자체가 움직여 전방으로 돌출할 수 없다. 이 때문에 가슴우리(흉곽)가 움직여야 상대적으로 전방으로의 돌출을 실현할 수 있다.

키워드

소지구
새끼손가락 끝부분의 부풀어 오른 부분을 말한다. 엄지손가락 끝부분의 솟아오른 부분은 '모지구'라고 한다.

앞톱니근(전거근)
갈비뼈와 어깨뼈를 연결하는 근육을 말한다. 어깨뼈 고정이나 어깨관절의 이동 등에 관여한다.

메모

작용근(주동근)
관절을 움직이는 근육을 말한다. '주동작근'이라고도 한다. 서로 반대되는 작용을 하는 근육은 '대항근(길항근)'이라고 한다.

뒤집기 동작 제1단계에서 하는 어깨뼈의 역할

뒤집기 동작을 할 때는 아래팔이 바닥을 누르면서 어깨뼈가 움직이지 않도록 고정함으로써 원활한 회전 운동을 돕는다. 위치 관계로 볼 때 아래쪽 어깨뼈도 뒤집는 방향으로 돌출해 있지만, 어깨뼈 자체가 움직여 전방으로 돌출할 수는 없기 때문에 가슴우리(흉곽)를 회전시켜 상대적으로 전방 돌출을 실현한다.

아래쪽 어깨뼈의 전방 돌출과 가슴우리(흉곽)의 회전

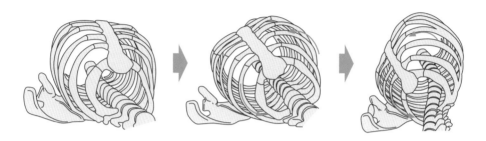

이때 가슴우리(흉곽)의 주동근(작용근)으로는 위쪽의 배바깥빗근(외복사근)과 아래쪽의 앞톱니근(전거근)을 들 수 있다.

[지지면을 만드는 소지구]

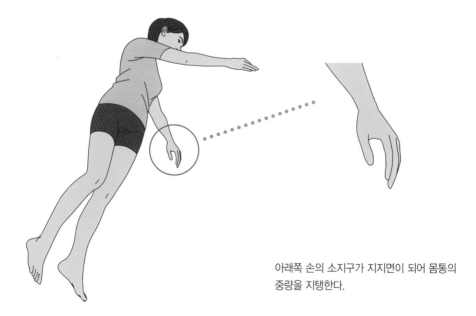

아래쪽 손의 소지구가 지지면이 되어 몸통의 중량을 지탱한다.

〈뒤집기〉 동작을 가능하게 하는 메커니즘
굴곡 회전 운동 시의 위쪽 몸통

● 척추의 회전은 등뼈에서 시작하여 순차적으로 아랫부분으로 파급된다.
● 체축 안에서 일어나는 회전 운동을 체축 안쪽돌림이라고 한다.
● 회전으로 떠오른 상부 체절의 무게는 골반과 다리가 지탱한다.

위에서 아래로 '뒤틀림'이 해소된다

어깨뼈가 전방으로 돌출되고 뒤집는 방향으로 팔을 뻗으면 이어서 척추 회전이 일어난다. 먼저 가슴우리(흉곽)의 일부를 이루는 등뼈(흉추)에서 시작하여 순차적으로 몸통의 상부에서 아랫부분으로 이어진다.

이 뒤틀림이 풀리듯이 윗부분에서 아랫부분으로 회전이 파급된다. 이를 체축 안쪽돌림(내회전)이라고 한다. 주동작근은 위쪽(왼쪽으로 뒤집을 때는 몸통의 오른쪽) 배바깥빗근(외복사근)과 아래쪽(왼쪽으로 뒤칠 때는 몸통의 왼쪽) 배속빗근(내복사근)이다.

체축 안쪽돌림(내회전)을 하려면 어깨뼈가 전방으로 돌출하고 팔을 뻗어야 하지만, 갈비뼈 간의 가동성도 중요하다. 근육의 기능이 저하되면 갈비뼈 간의 가동성이 떨어져 등뼈의 움직임이 제한될 뿐 아니라 뒤집기 동작에도 영향을 미친다.

상부 체절은 골반과 하지가 지탱한다

가슴우리(흉곽)까지의 회전 운동으로 체절이 지지면에서 뜨기 위해서는 토대가 되는 '무게추'의 역할이 필요하다. 무게추(분동)는 떠 있는 체절과 몸의 무게중심을 사이에 둔 대각선상에 위치하여 떠오른 체절보다 큰 모멘트를 제공해야 한다. 바로 이 역할을 하는 게 골반이다. 그런데 지금까지의 동작으로 들어 올린 두경부, 견갑대, 가슴우리(흉곽)를 합친 무게는 골반만으로는 지탱할 수 없다. 골반과 연결되는 다리가 함께해야 비로소 떠 있는 체절을 지탱할 수 있는 것이다.

키워드

척추
머리를 받치고 몸통을 지탱하는 뼈와 연골 기둥을 말한다. 짧은 뼈(척추뼈)가 서로 연결되어 기둥처럼 이어져 있다.

등뼈(흉추)
척추를 구성하는 척추뼈 중 하나로, 12개가 있다. 갈비뼈가 이어져 복장뼈(흉골) 등과 합쳐서 가슴우리(흉곽)를 구성한다.

배바깥빗근(외복사근)
측복근(옆구리 근육) 중 하나로, 신체의 얕은 층에 있다. 참고로 심층에는 배속빗근(내복사근)이 있다.

골반
허리 부분에 있는 큰 뼈를 말한다. 좌우 한 쌍의 무명골(관골) 뒤쪽에 있는 엉치뼈(천골), 꼬리뼈로 이루어져 있다.

메모

갈비뼈의 움직임에 작용하는 근육군
늑간근(늑골 사이에 있는 외늑간근, 내늑간근, 최내늑간근을 통틀어 이르는 말), 늑골을 넘어 부착하는 근육군(앞톱니근, 소흉근, 대흉근, 최장근, 흉장늑근, 넓은등근(광배근), 배바깥빗근(외복사근), 복직근, 횡격막 등)

체축 안쪽돌림과 하지 연결

[몸통 윗부분의 체축 안쪽돌림에 관여하는 근육]

등뼈(흉추)에서 시작되는 몸통 윗부분의 체축 안쪽돌림(내회전)은 뒤집기 위쪽에 있는 배바깥빗근(외복사근)과 아래쪽 배속빗근(내복사근)이 주동작근으로 작용하여 일어난다.

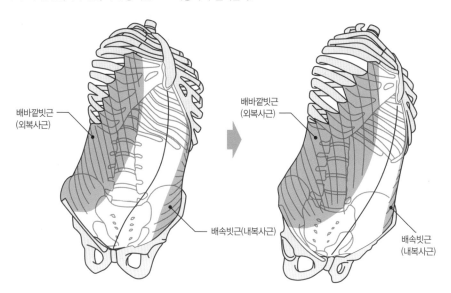

배바깥빗근
(외복사근)

배속빗근(내복사근)

배바깥빗근
(외복사근)

배속빗근
(내복사근)

[골반과 하지 연결]

빨간색 선으로 나타낸 근육의 연결에 의해 회전 운동이 실현된다.

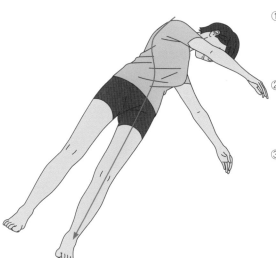

① 중력을 거슬러 고개를 들어 올리려면 그 무게에 대항할 수 있는 크기의 역방향의 힘, 즉 몸의 무게중심을 사이에 둔 대각(마주보고 있는 각)에 무게추(분동)가 있어야 한다.

② 상부 체절의 중량만으로는 '무게추(분동)'로써 불충분하므로 복근을 사용하여 아랫부분 체절과 연결하여 대항할 수 있는 크기의 중량을 얻는다.

③ 또한 다리도 연결하여 '무게추(분동)'로 만들면 몸통 전체를 들어 올릴 수 있다. 골반과 다리를 연결하는 데는 넙다리곧은근(대퇴직근)과 긴모음근(장내전근)이 작용한다.

〈뒤집기〉 동작을 가능하게 하는 메커니즘

굴곡 회전 운동 시의 작용 스위치

POINT

- 몸통 윗부분은 회전을 도중에 멈추고 몸통 아랫부분의 회전을 대기한다.
- 옆으로 누워 위아래 뒤틀림이 풀리면 회전을 재개한다.
- 몸통 상하 회전으로 전환되면 배바깥빗근과 배속빗근의 활동도 바뀐다.

몸통 윗부분은 아랫부분의 움직임을 기다린다

체축 안쪽돌림(내회전)은 몸통의 윗부분에서 아랫부분으로 전달된다. 그런데 몸통 아랫부분의 회전이 시작되기 전에 몸통 윗부분이 완전히 돌아가 버리면 몸통이 위와 아래에서 뒤틀린 채로 있어 뒤집기가 완성되지 않는다. 제대로 뒤집기 위해서는 몸통 윗부분이 어느 시점에서 회전을 멈추고 나중에 회전을 시작한 몸통 아랫부분이 따라잡을 때까지 기다려야 한다. 그런 다음 몸통 아랫부분이 따라붙어 옆으로 누운 자세(측와위)가 된 후 위아래가 함께 회전해야 뒤집기가 완성된다.

이를 단순화한 모델로 생각해 보자. 굴곡 회전 패턴의 제2단계는 고정된 몸통 아랫부분에 대한 몸통 윗부분의 회전 운동이라고 볼 수 있다. 몸통 윗부분의 회전이 진행되어 옆으로 누운 단계에서 몸통 윗부분은 운동을 정지하고 몸통 아랫부분은 회전을 시작한다. 이 동작이 제3단계이다.

활동하는 근육 쌍도 바뀐다

이제 체축 안쪽돌림에 관여하는 근육의 동작을 살펴보자. 주동작근은 배바깥빗근(외복사근)과 배속빗근(내복사근)의 쌍이다. 제2단계에서는 위쪽 배바깥빗근이 크게 수축하여 몸통 윗부분을 회전 방향으로 당긴다. 이것이 제3단계에서는 위쪽 배속빗근(내복사근)과 아래쪽 배바깥빗근(외복사근)의 활동으로 바뀐다. 위쪽 배속빗근(내복사근)이 먼저 수축하기 시작하고 몸통 아랫부분을 크게 당겨 회전하는 것이다.

 키워드

체축 안쪽돌림 시 운동 부위와 고정 부위가 도중에 바뀐다

뒤집기 제2단계에서는 몸통 아랫부분이 고정되고 몸통 윗부분이 회전하는데, 제3단계가 되면 몸통 아랫부분이 회전하고 몸통 윗부분이 고정된다. 즉, 제2단계와 제3단계 사이에서 고정 부위와 회전 부위가 바뀐다.

◆ 소방 분야

강좌명	수강료	학습일	강사
소방기술사 1차 대비반	620,000원	365일	유창범
[쌍기사 평생연장반] 소방설비기사 전기 x 기계 동시 대비	549,000원	합격할 때까지	공하성
소방설비기사 필기+실기+기출문제풀이	370,000원	170일	공하성
소방설비기사 필기	180,000원	100일	공하성
소방설비기사 실기 이론+기출문제풀이	280,000원	180일	공하성
소방설비산업기사 필기+실기	280,000원	130일	공하성
소방설비산업기사 필기	130,000원	100일	공하성
소방설비산업기사 실기+기출문제풀이	200,000원	100일	공하성
소방시설관리사 1차+2차 대비 평생연장반	850,000원	합격할 때까지	공하성
소방공무원 소방관계법규 문제풀이	89,000원	60일	공하성
화재감식평가기사·산업기사	240,000원	120일	김인범

◆ 위험물 · 화학 분야

강좌명	수강료	학습일	강사
위험물기능장 필기+실기	280,000원	180일	현성호,박병호
위험물산업기사 필기+실기	245,000원	150일	박수경
위험물산업기사 필기+실기[대학생 패스]	270,000원	최대4년	현성호
위험물산업기사 필기+실기+과년도	350,000원	180일	현성호
위험물기능사 필기+실기[프리패스]	270,000원	365일	현성호
화학분석기사 실기(필답형+작업형)	200,000원	60일	박수경
화학분석기능사 실기(필답형+작업형)	80,000원	60일	박수경

뒤집기 동작, 제2단계에서 제3단계로 이행할 때

바로 누운 자세(앙와위)에서 옆으로 누운 자세(측와위)로 이행하는 시퀀스를 자세히 살펴보면 먼저 몸통 윗부분이 회전한 후 아랫부분의 회전을 기다린다. 그런 다음 아랫부분이 회전하기 시작하면 체축 안쪽돌림(내회전)이 윗부분에서 아랫부분으로 전환된다. 이때 배속빗근(내복사근)과 배바깥빗근(외복사근)도 서로 배턴을 넘겨 준다.

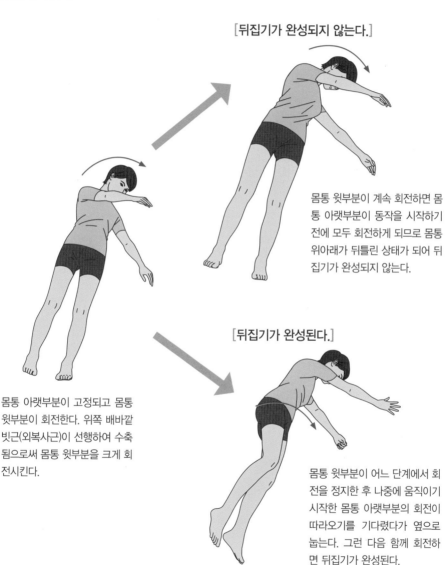

[뒤집기가 완성되지 않는다.]

몸통 윗부분이 계속 회전하면 몸통 아랫부분이 동작을 시작하기 전에 모두 회전하게 되므로 몸통 위아래가 뒤틀린 상태가 되어 뒤집기가 완성되지 않는다.

[뒤집기가 완성된다.]

몸통 아랫부분이 고정되고 몸통 윗부분이 회전한다. 위쪽 배바깥빗근(외복사근)이 선행하여 수축됨으로써 몸통 윗부분을 크게 회전시킨다.

몸통 윗부분이 어느 단계에서 회전을 정지한 후 나중에 움직이기 시작한 몸통 아랫부분의 회전이 따라오기를 기다렸다가 옆으로 눕는다. 그런 다음 함께 회전하면 뒤집기가 완성된다.

〈뒤집기〉 동작을 가능하게 하는 메커니즘
굴곡 회전 운동 시의 체중 이동

POINT

- 뒤집기 동작을 할 때는 몸의 무게중심을 회전 운동으로 이동시킨다.
- 어깨뼈가 전방으로 돌출하는 데는 대칭 위치에 있는 다리의 중력도 관여한다.
- 뒤집기 동작에 제동을 걸 때는 몸의 무게중심을 옮겨 역방향의 힘을 이용한다.

뒤집는 회전력을 얻는다

뒤집기 동작은 바닥에서 몸을 회전시켜 몸의 무게중심을 가로 방향으로 이동하는 것이다. 다시 말해, 몸의 무게중심을 이동시키지 않으면 뒤집기를 하기 어렵다. 따라서 지면반력의 작용점을 조종하여 무게중심 이동의 기동력을 얻어야 한다.

예를 들어 왼쪽으로 뒤집는 동작은 왼쪽으로 회전하는 것이므로 몸의 무게중심을 왼쪽으로 이동시켜야 한다. 지면반력의 작용점은 신체와 바닥의 접촉면 내의 압력 분포에 따라 달라진다. 오른쪽 다리로 바닥을 누르고 동시에 왼쪽 다리를 약간 띄워 압력을 약하게 하면 작용점의 위치가 오른쪽으로 어긋나 몸의 무게중심의 오른쪽에서 지면반력이 가해지기 때문에 왼쪽에 대한 회전력이 생긴다.

이때 약간 뜬 왼쪽 다리에는 중력이 작용하기 때문에 몸의 무게중심을 사이에 두고 대각선상에 있는 오른쪽 어깨뼈를 전방으로 내미는 데 무게로 작용한다.

회전에 제동을 걸 때도 무게중심을 이용한다

제3단계에서 골반 회전이 시작되고 체중이 아래쪽 왼쪽 다리로 옮겨지면 다리를 사용하는 쪽이 바뀐다. 즉, 바닥을 누르던 오른쪽 다리는 바닥에서 떨어져 아래쪽 왼쪽 다리를 넘어 신체 앞면에 놓이는데, 이렇게 되면 아래쪽에 놓인 왼쪽 다리가 바닥을 밀어 체중을 지탱한다. 이로 인해 지면반력의 작용점이 몸의 무게중심보다 왼쪽으로 이동하며 신체 회전과 역방향으로 작용하는 힘이 들어가 무게중심을 이동하는 데 제동이 걸린다.

키워드

지면반력의 작용점

지면에 닿은 부위에 가해지는 지면으로부터의 반력으로, 그 힘이 들어간 곳이 지면반력의 작용점이다.

메모

체중 이동과 회전력

누운 자세에 국한되지 않고 어떤 자세에서도 체중의 이동은 회전력을 낳는다. 예를 들어 앉은 자세(좌위)에서 한쪽 다리가 떠서 바닥을 누르는 힘이 약하면 다른 쪽 다리가 바닥을 누르는 힘이 우세해진다. 그러면 떠 있는 다리 쪽으로 무게중심이 이동하기 때문에 필연적으로 몸이 기우는데, 이는 무게중심의 이동으로 회전력이 생겼다는 것을 의미한다.

체중 이동과 지면반력의 작용점

왼쪽으로 뒤집는 동작을 예를 들어 생각해 보자.

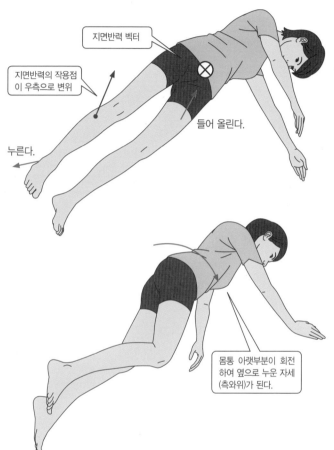

지면반력 벡터

지면반력의 작용점
이 우측으로 변위

들어 올린다.

누른다.

오른쪽 다리로 바닥을 누르고 왼쪽 다리를 들어 올리면 지면반력의 작용점이 오른쪽으로 이동하기 때문에 몸을 왼쪽으로 회전하는 힘이 생긴다.

몸통 아랫부분이 회전하여 옆으로 누운 자세(측와위)가 된다.

아래쪽으로 오게 된 왼쪽 다리가 체중을 지탱하기 위해 바닥을 누른다. 이에 따라 지면반력의 작용점은 몸의 무게중심의 왼쪽으로 바뀌며 회전 운동과 역방향의 힘이 작용하여 몸의 무게중심 이동에 제동이 걸린다.

---

column 　 **뒤집기와 욕창**

뒤집기 동작은 유아가 처음 할 수 있는 동작이라고 할 정도로 기본적인 동작이다. 뒤집기를 못하면 신체에 다양한 악영향을 미친다. 특히 무서운 것이 '욕창'이다. 욕창은 오랫동안 누워 있어 움직임이 없는 사람에게 생기는데, 피부가 짓무를 뿐 아니라 심해지면 괴사에 이르기도 한다. 더 나아가 혈류의 정체로 인해 내장 질환을 일으키기도 한다. 몸을 뒤집지 못하는 사람은 정기적으로 몸을 움직여 주어 욕창이 생기지 않도록 해야 하지만, 스스로 뒤집는 것이 가장 좋다.

육안으로 관찰하는 동작 분석 〈뒤집기〉
전체적인 뒤집기 동작 관찰

POINT
- 몸을 뒤집게 해서 동작 여부, 패턴, 노력량을 관찰한다.
- 가장 중요한 것은 '굴곡 회전 패턴으로 뒤집기를 할 수 있는가?' 하는 점이다.
- 원활한 동작을 방해하는 체절의 유무도 확인한다.

뒤집기 동작 전체를 관찰한다

이제 눈으로 뒤집기 동작을 분석해 보자. 먼저 관찰 대상자(임상 현장에서는 환자)에게 좌우 뒤집기 동작을 하게 하고 뒤집기 여부, 동작 패턴, 노력량을 관찰한다. 이는 다음과 같은 항목을 알아보기 위한 것이다.

- 운동이 어디에서 시작되어 어떻게 파급되어 가는가?
- 체축 안쪽돌림 패턴은 어떤가?
- 회전력은 어디에서 공급받는가?
- 회전을 방해하는 요인은 무엇인가?

뒤집기 동작을 관찰할 때는 머리부터 동작을 시작하는지 주목해서 봐야 한다. 즉, 굴곡 회전 운동으로 뒤집는 동작을 할 수 있는지 보는 것이다. 이 회전 패턴은 기본 동작을 가능하게 하는 다양한 메커니즘으로 이루어져 있다. 굴곡 회전 운동을 할 수 없다는 것은 다른 기본 동작도 불가능하다는 것을 의미한다.

몸을 순조롭게 뒤집는가?

모든 체절이 순차적으로 회전하지 않으면 제대로 뒤집기 어렵다. 회전 운동을 방해하는 위치 어딘가에 체절이 있는 것은 아닌지, 회전과 역방향으로 움직이는 체절이 있는 것은 아닌지 확인해야 한다.

팔다리를 사용하는 동작도 주목해 보자. 어떻게든 몸을 돌리려고 바닥을 강하게 누르거나 몸을 끌어당기는 등 과도하게 노력하는 것은 보상 동작이다. 보상 동작은 동작을 가능하게 하는 메커니즘 어딘가에 문제가 있다는 것을 보여 준다.

메모

과도한 팔·다리 움직임
뒤집기 동작의 회전력은 엉덩 관절의 양측성 활동으로 공급되는데, 이를 조절해 위아래의 몸통을 돌린다. 이 때문에 정상이라면 몸을 끌어당기거나 바닥을 세게 밀어 내는 등 팔이나 다리를 과도하게 사용하지 않는다.

뒤집기 동작의 관찰 체크 포인트

눈으로 확인해야 할 뒤집기 동작 항목은 다음과 같다. 자세히 살펴보면 동작을 방해하는 원인이 어디에 있는지 알 수 있다.

● **전체적인 관찰**

☐	좌우 방향으로 뒤집기 동작을 할 수 있는가?
☐	자력으로 뒤집기 동작을 할 수 있다면, 다양한 동작이 가능한가?
☐	어떤 환경에서도 가능한가?
☐	속도나 노력량은 적당한가?
☐	뒤집지 못할 경우, 어디서 운동이 정지되어 버리는가?
☐	어디를 어떻게 도와줘야 뒤집기를 할 수 있는가?
☐	대상자는 몸을 뒤집으려고 어떤 노력을 하는가?

● **머리와 몸통의 관찰**

☐	운동이 시작되는 부위는 어디인가?
☐	머리 운동은 폄(신전)→회전인가, 굽힘(굴곡)→회전인가?
☐	턱을 당겨 머리를 편안하게 굽히고 그 상태를 공중에서 그대로 유지하는가?
☐	몸통 운동은 폄(신전)→회전인가, 굽힘(굴곡)→회전인가, 전혀 회전이 일어나지 않는가?
☐	복부가 복근으로 고정되어 가슴우리(흉곽)가 들뜨지는 않는가?
☐	어깨뼈는 전방으로 돌출해 있는가?
☐	위쪽에 있는 팔은 뒤집는 방향으로 뻗는가?
☐	머리에서 시작된 운동이 온몸에 파급되는가?
☐	체축 안에 충분한 회전 운동이 일어나는가?
☐	가슴우리(흉곽)는 유연하게 회전 운동을 하는가?
☐	복사근의 활동은 충분한가?
☐	골반 회전은 충분한가?

● **사지 관찰**

☐	몸의 회전 운동을 멈출 만한 위치에 놓여 있는 팔다리는 없는가?
☐	팔은 적절한 위치에 놓여 있는가?
☐	팔로 바닥을 필요 이상으로 누르거나 물건을 당기려고 하지 않는가?
☐	팔이 회전 운동을 저해하는 위치에 놓여 있지 않은가?
☐	다리를 심하게 굽히거나 벌리지 않았는가?
☐	회전을 방해하지 않게 다리를 회전하는가?
☐	다리가 바닥을 적절히 조작해 뒤집는 힘을 공급하는가?

육안으로 관찰하는 동작 분석 〈뒤집기〉
머리 동작 이상

POINT

- 관찰 결과로부터 동작 이상을 해석하고 원인을 추론한다.
- 머리가 아닌 다른 곳에서 동작을 시작하는 것은 회전력 부족을 보완하는 보상 동작이다.
- 머리 굽힘(굴곡) 이상은 어깨뼈가 전방으로 돌출되지 않기 때문이다.

머리 동작에서 많이 관찰되는 일탈 동작

임상에서는 종종 다음과 같은 머리 동작을 관찰할 수 있다.

   1. 머리가 아닌 다른 곳에서 동작을 시작한다.

   2. 머리 운동이 적절한 굴곡 회전 패턴에서 벗어나 있다.

이러한 동작은 다음과 같이 해석하고 추론할 수 있다.

● 머리가 아닌 다른 곳에서 동작을 시작한다

〈해석〉 회전력이나 가동력이 부족하다. 이를 보완하려고 팔이나 다리로 몸통을 당기거나 밀어 회전력을 얻으려고 한다.

〈추론〉 관절 가동범위의 제한, 근력 부족, 운동 마비 등의 영향으로 다음과 같은 동작을 할 수 없다.

   ① 두경부 운동을 조절할 수 없다.

   ② 엉덩관절의 양측성 활동으로는 회전력을 얻을 수 없다.

   ③ 체축 안쪽돌림(내회전)을 하지 못해 회전을 할 수 없다.

   ④ 신체 회전을 방해하는 체절이 있다.

● 머리 운동이 적절한 굴곡 회전 패턴에서 벗어나 있다

〈해석〉 두경부의 폄(신전)이나 과도한 굽힘(굴곡)·회전, 커다란 측방 굴곡은 어깨뼈의 전방 돌출이나 체축 안쪽돌림을 일으키지 못하고 굴곡 회전 운동을 할 수 없어 행하는 보상적인 노력성 반응이다.

〈추론〉 두경부를 펴서 신전 회전 패턴으로 뒤집으려고 하는 경우에는 과잉 노력이나 공포감 때문에 뒤통수밑근(후두하근)이 심하게 긴장하거나 경부심층굽힘근(굴곡근)이 기능부전에 빠져 있을 수 있다.

키워드

노력성 반응

의식적인 노력이 필요한 반응을 말한다. 즉, 애를 써야만 가능한 동작을 말한다.

메모

**뒤통수밑근과
경부 심층굽힘근**

뒤통수밑근(육)은 후두부에서 경부에 걸쳐 있는, '목덜미'의 대후두직근, 소후두직근, 상두사근, 하두사근을 말한다. 경부심층굽힘근(굴곡근)은 경부 심층에 있는 관자마루근(측두두정근), 목긴근(경장근) 등을 말한다.

[머리가 아닌 다른 곳에서 동작을 시작하는 보상 동작의 경우]

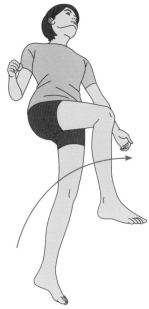

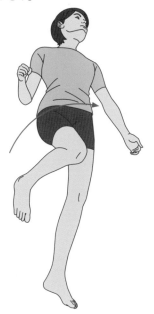

다리 무게로 골반을 돌려 뒤집기 동작을 시작한다.

위쪽 다리로 바닥을 눌러 골반을 돌리고 난 후 뒤집기 동작을 시작한다.

[머리 운동이 적절한 굴곡 회전 운동에서 벗어나는 경우]

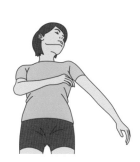

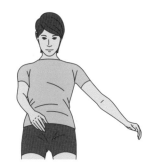

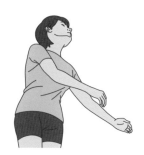

뒤통수를 크게 돌려 굽힘(굴곡)이 일어나지 않는다.

두경부를 크게 굽혀 회전이 일어나지 않는다.

두경부를 펴서 돌린다 → 신전 회전 패턴이 되어 버렸다.

육안으로 관찰하는 동작 분석 〈뒤집기〉
팔 동작 이상

POINT

● 전형적인 위쪽 팔의 일탈 동작은 뻗기가 불가능한 것이다.
● 팔을 잘 뻗지 못하면 어깨뼈가 전방으로 돌출되지 않는다.
● 뻗지 못하는 팔은 '무게추'로 작용하여 회전을 방해한다.

위쪽 팔의 동작에 많은 일탈 동작

　뒤집기 동작을 할 때 위쪽에 있는 팔을 뒤집기 방향으로 뻗지 못하는 일탈 동작을 흔히 볼 수 있다.

　정상적인 뒤집기 동작은 위쪽에 있는 팔이 동작을 유도하듯 뒤집는 방향으로 크게 뻗는 것이 특징이다. 하지만 이 동작을 하지 못하는 수가 있는데, 이 경우에는 다음과 같이 해석하고 추론한다.

● 위쪽 팔을 뻗지 못한다

〈해석〉 위쪽에 있는 팔 뻗기 부전이 어깨뼈의 전방 돌출이나 체축 안쪽돌림(내회전)을 저해한다. 뻗지 못하고 몸통 옆에 그대로 있는 팔이 '무게추(분동)'로 작용하여 신체의 회전을 방해하는 것이다.

〈추론〉 생각할 수 있는 원인으로는 운동 마비, 관절 가동범위의 제한, 과잉 노력에 의한 연합 반응의 출현, 어깨뼈 주위근이나 건판을 구성하는 근육의 기능부전에 의한 견갑상완 리듬의 이상 등을 들 수 있다. 신체 인지 기능의 이상으로 동작에 선행하는 팔 뻗기를 하지 못할 수도 있다.

　어깨 통증이나 가동범위에 제한이 있는 경우에는 어깨관절 복합체를 구성하는 뼈의 협조 운동이 근육 긴장의 이상으로 흐트러졌을 가능성이 높다. 뇌졸중의 후유증으로 편마비가 된 환자도 위팔뼈를 안쪽으로 회전(안쪽돌림)해 어깨뼈의 움직임을 억제해 버리기 때문에 팔을 뻗지 못한다. 이런 질환이 있는 환자는 팔을 벌릴 때 어깨뼈 회전이 정상인보다 늦게 시작되기 때문에 견봉돌기와 위팔뼈머리(상완골두) 사이에 있는 조직이 눌리게 된다.

🔒 키워드

편마비
한쪽 팔, 다리에 나타나는 운동 마비를 말한다.

견봉돌기
어깨뼈 가시의 가장 바깥쪽 부분을 말한다. 견봉과 오구돌기로 나누기도 한다.

관절 가동범위의 제한
한쪽 팔·다리에 나타나는 운동 마비를 말한다.

연합 반응
한쪽의 수의적인 근수축이 다른 쪽에 불수의적인 근수축을 일으키는 반응을 말한다. 편마비 환자에게 종종 나타난다.

위쪽 팔을 뒤집는 방향으로 뻗지 못하는 예

정상적인 뒤집기 동작은 위쪽에 있는 팔이 전방으로 뻗고 어깨뼈가 전방으로 돌출해 수평모음(수평내전)을 일으키는 것이다. 그런데 위쪽에 있는 팔을 뻗지 못하면 어깨뼈의 전방 돌출이나 체축 안쪽돌림(내회전)을 하지 못하기 때문에 몸이 회전하지 않는다.

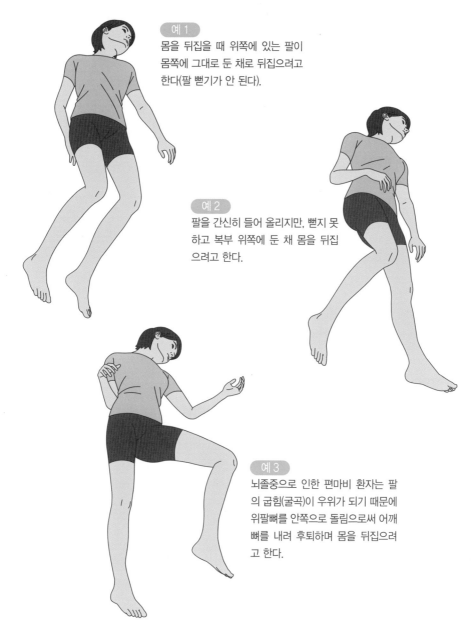

예 1
몸을 뒤집을 때 위쪽에 있는 팔이 몸쪽에 그대로 둔 채로 뒤집으려고 한다(팔 뻗기가 안 된다).

예 2
팔을 간신히 들어 올리지만, 뻗지 못하고 복부 위쪽에 둔 채 몸을 뒤집으려고 한다.

예 3
뇌졸중으로 인한 편마비 환자는 팔의 굽힘(굴곡)이 우위가 되기 때문에 위팔뼈를 안쪽으로 돌림으로써 어깨뼈를 내려 후퇴하며 몸을 뒤집으려고 한다.

육안으로 관찰하는 동작 분석 〈뒤집기〉

어깨뼈와 몸통 동작 이상

- 팔 뻗기, 어깨뼈 전방 돌출, 몸통 회전은 한 세트이다.
- 어깨뼈 전방 돌출 부전은 어깨관절이나 몸통 근육에 문제가 있다.
- 몸통의 정상적인 굴곡 회전 운동에서 벗어난다면 등뼈나 복사근 등에 원인이 있다.

어깨뼈와 몸통에서 볼 수 있는 일탈 동작

굴곡 회전 패턴에서는 팔을 뻗는 동작이 중요한데, 이를 위해서는 어깨뼈가 전방으로 제대로 돌출되어야 한다. 어깨뼈의 전방 돌출과 팔을 뻗는 동작에 이어서 몸통 윗부분이 회전하므로 이 세 가지 동작이 한 세트가 된다.

● 위쪽 어깨뼈가 전방으로 돌출되지 않는다

〈해석〉 팔을 들고 있을 만한 토대가 만들어지지 않는다.

〈추론〉 다음과 같은 원인을 생각할 수 있다.

1. 앞톱니근(어깨뼈 전방 돌출의 주동작근)의 기능부전
2. 등세모근 중·하부(톱니근과 함께 어깨뼈를 가슴우리 위에 안정시킨다)의 기능부전
3. 능형근이나 넓은등근의 과잉 수축(신전 회전 패턴으로 체축 안쪽돌림을 하려 할 때 능형근이나 넓은등근이 과도하게 수축해 어깨뼈를 후방으로 끌어들여 버린다)

● 몸통이 적절한 굴곡 회전 운동에서 벗어난다

〈해석〉 사지나 몸통에 회전하기에 부족한 곳이 있다.

〈추론〉 등뼈(흉추)의 회전 가동성이 부족하거나, 복사근의 기능이 완전하지 않거나, 팔다리에 회전 운동을 방해하는 곳이 존재하는 등의 이유를 생각할 수 있다. 제3단계에서 복사근의 활동 쌍을 교체할 수 없는 경우에는 넓은등근이나 복직근을 사용하여 몸통 아랫부분을 회전하려고 하거나 다리로 바닥을 밀거나 다리 무게를 사용하여 골반을 돌리려 하므로 몸통의 굽힘(굴곡)이나 폄(신전)이 과잉된다.

키워드

능형근
하위 목뼈와 어깨뼈를 연결하는 마름모꼴의 두 근육을 말한다. 즉, 대능형근과 소능형근을 아울러 이른다.

복직근
복부 전면에 늘어선 좌우 쌍을 이루는 근육(소위 식스팩)을 말한다. 좌우가 복직근초(복직근을 앞뒤로 감싸는 근막)로 싸여 정중선(흰 선)으로 연결되어 있다.

앞톱니근(전거근)
제1~9 갈비뼈와 어깨뼈를 연결하는 근육을 말한다. 갈비뼈에 달라붙는 형상이 톱을 닮았다 하여 '톱니근'이라는 이름이 붙었다.

등세모근(승모근)
뒤통수부터 어깨, 등 윗부분에 걸쳐 넓게 덮는 근육을 말한다. 수도사의 옷인 '후드'와 비슷하다는 데서 '승모근'이라는 이름이 붙었다.

[난간을 잡아당겨 뒤집으려고 한다]

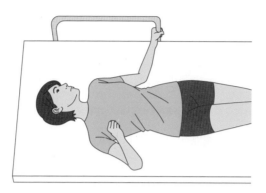

복사근의 기능부전, 몸통의 회전 가동범위 제한 또는 엉덩관절의 양측성 활동을 사용할 수 없는 경우, 뒤집는 쪽의 팔로 난간 등을 당겨 회전력을 얻으려고 한다. 이런 보상 동작에는 연합 반응으로서 위쪽에 있는 팔의 굽힘(굴곡)과 견갑대의 후방 인입(끌어들임)을 동반하므로 어깨뼈를 전방으로 돌출하지 못한다.

[어깨뼈의 전방 돌출을 동반하지 않는 어깨관절의 수평모음]

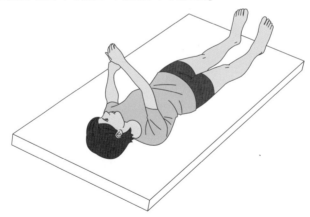

어깨뼈는 가슴우리(흉곽)를 따라 움직이기 때문에 가슴우리의 형상이 편평화되어 있으면 전방 돌출이 유도되지 않고 운동 궤도가 상방 회전과 외전 운동으로 변환된다. 어깨뼈가 전방으로 돌출이 되지 않아 상방 회전과 외전 운동만 일어나는 경우, 전방에 효율적으로 팔을 뻗기가 힘들다. 그 보상 동작으로 대흉근을 사용하여 어깨관절의 수평모음(수평내전)이 일어나면 뒤집기에 필요한 몸통 윗부분의 회전 운동을 유발할 수 없게 된다.

육안으로 관찰하는 동작 분석 〈뒤집기〉
팔과 다리 동작 이상

POINT

- 아래쪽에 있는 팔다리가 회전 운동을 방해하지 않게 해야 한다.
- 아래쪽에 있는 팔은 아래쪽 어깨뼈의 전방 돌출이 동작의 메인이다.
- 다리는 골반 회전에 제동을 걸지 않는 위치에 있어야 한다.

몸통의 회전 운동을 방해하지 않는 위치

원활한 뒤집기 동작을 위해서는 아래쪽에 있는 팔다리가 몸통의
회전 운동을 방해하지 않는 위치에 있어야 한다.

● 아래쪽에 있는 팔이 적절한 위치에 놓여 있지 않다

〈해석〉 아래쪽에 있는 팔의 위치가 적절하지 않아 회전 운동을 방
해한다. 이 때문에 뒤집기를 하기 어렵다.

〈추론〉 다음과 같은 원인을 생각할 수 있다.

　　1. 아래쪽 어깨뼈를 전방으로 돌출하기 어렵다.

　　2. 아래쪽에 있는 팔의 운동 마비, 감각 마비

　　3. 관절 운동에 제한이 있다.

● 다리가 신체의 회전을 따르지 않고 회전을 방해하는 위치에 놓여 있다

〈해석〉 엉덩관절의 움직임에 문제가 있어 다리가 제자리에 놓이지
않았다. 이 때문에 회전 운동을 저해한다.

〈추론〉 다음과 같은 원인을 생각할 수 있다.

＊편마비

복부의 낮은 긴장으로 인해 마비되지 않은 쪽의 팔이나 다리 운
동으로 뒤집으려고 하면 마비가 있는 쪽 다리의 연합 반응으로 인
해 엉덩관절의 굽힘(굴곡), 벌림(외전), 가쪽돌림(외회전)이 일어난다.

＊다리 수술 후 관절 가동범위 제한

넙다리뼈(대퇴골) 경부골절 등의 수술을 한 후 엉덩관절에 가동범
위 제한이 있으면 다리가 신체 회전을 방해하는 위치에 놓여 있어도
그대로 몸을 뒤집으려고 한다.

메모

**어깨뼈를 움직이는
3가지 패턴**

어깨뼈는 가슴우리(흉곽)상에
서 거상·하제, 벌림·모음, 상
방·하방 회전의 세 가지 방향
으로 움직인다. 거상·하제는
어깨뼈를 올렸다 내렸다 하는
움직임으로, 흉쇄관절과 견쇄
관절의 회전 운동이 조합된
것이다. 벌림·모음은 어깨뼈
가 척추에서 멀어졌다가 가까
워지는 움직임으로, 빗장뼈
(쇄골)가 흉쇄관절에서 수평
회전할 때 나타난다. 상방·하
방 회전은 팔을 올리고 내리
는 움직임으로, 어깨뼈의 움
직임과 더불어 빗장뼈의 움직
임과도 관련이 있다. 어깨뼈의
전방 돌출은 벌림과 상방 회
전의 복합 운동이다.

아래쪽에 있는 팔다리에 이상이 있을 때의 뒤집기 동작

[아래쪽에 있는 팔이 적절한 위치에 놓여 있지 않았을 때의 동작 예]

정상적인 뒤집기 동작을 하려면 아래쪽에 있는 팔을 약간 벌려야(외전) 몸통의 회전을 방해하지 않을 뿐 아니라 팔이 몸통 밑에 깔리지 않게 놓인다. 팔이 이렇게 놓여 있지 않으면 다음과 같은 이상이 나타난다.

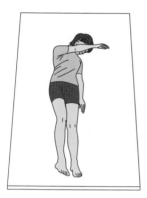

아래쪽에 있는 팔이 몸통 밑에 깔려 있다.
아래쪽 어깨뼈가 전방으로 돌출되지 않아 회전을 방해한다. 이 때문에 뒤집지 못한다.

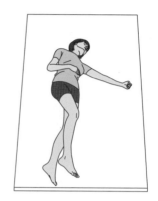

아래쪽 어깨의 과도한 벌림(외전)
팔(상지)을 옆쪽으로 크게 벌린 상태가 되고 아래팔(전완)도 회외(손바닥이 위로 향함) 상태가 된다.

[다리가 회전을 방해하는 위치에 놓여 있는 동작의 예]

골반이 회전할 때 위쪽에 있는 엉덩관절이 굽힘(굴곡)·안쪽돌림(내회전)하지 않고 벌림(외전)·가쪽돌림(외회전)한 채 뒤집으려고 하면, 위쪽에 있는 다리 때문에 골반의 회전이 제한돼 정상적인 뒤집기 동작이 불가능하다.

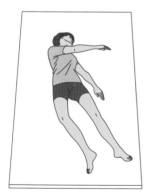

위쪽 엉덩관절이 굽힘(굴곡)·벌림(외전)·가쪽돌림(외회전) 상태인 채로 뒤집으려고 하면 몸통 아랫부분을 돌리기 힘들다.

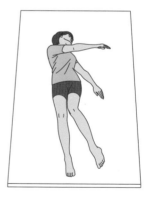

아래쪽 엉덩관절이 굽힘(굴곡)·모음(내전)·안쪽돌림(내회전) 상태인 채로 뒤집으려고 하면 몸통 아랫부분을 돌리기 힘들다.

생체역학의 역사

인체를 공학적·물리학적으로 고찰하기 시작한 지도 상당히 오래되었다. 이미 기원전 4세기에 고대 그리스의 아리스토텔레스가 생물의 운동에 물리학적 시선을 돌렸던 것으로 알려져 있다. 이후 기독교가 유럽에 전파되자 인체의 과학적 고찰은 한때 주춤했지만, 15세기 르네상스기에 레오나르도 다빈치가 등장, 인체 내부에 날카로운 시선을 던졌다. 뼈와 근육을 기구적으로 고찰했다는 것을 보여 주는 그림이 남아 있다. 16세기 말에는 르네 데카르트가 동물을 기계로 본 동물 기계론과 이를 인체에 확장한 신체 기계론을 주창했다.

17세기에 이르러 현대에 이름을 남긴 많은 과학자가 인체에 물리학적 시선을 돌렸다. 의대에 들어가 의학을 공부했던 갈릴레오 갈릴레이는 일찍이 인체와 물리학을 연결했을 뿐 아니라 자신이 발견한 진자의 등시성을 응용해 맥박을 측정했다. 그와 동시대를 살았던 윌리엄 하비(혈액 순환설을 주창했다)는 혈류량을 수치화했다. 이들의 다음 세대에 해당하는 조반니 보렐리는 새의 날개 운동을 역학으로 설명하려고 시도했고 니콜라우스 스테노는 근육 운동을 기하학으로 풀어 내려고 했다.

18세기에는 쿨롱의 법칙을 만들어 낸 쿨롱 프랑스의 물리학자 샤를 드 쿨롱이 인간의 업무 능력을 역학의 함수로 공식화하려고 시도했다. 19세기에는 에너지 보존의 법칙으로 알려진 헬름홀츠가 근수축과 열의 관계를 밝혀 냈다. 20세기에 들어 공학적·물리학적 인체 연구는 더욱 진행되었다. 특히, 제2차 세계대전 후의 진보는 비약적이어서 연구 성과나 이론을 스포츠 경기에도 응용하게 되었다.

이처럼 인체를 공학적·물리학적으로 고찰한 지는 오래되었지만, 현재의 이른바 '생체역학(Biomechanics)'이라는 개념이 크게 발전하기 시작한 것은 1970년대부터이다. 일본에서는 1970년에 일본기계학회에 개설된 생물기계공학연구회가 생체역학을 본격적으로 연구하기 시작했다.

4장

일어나기
동작의 분석

기본 동작 〈일어나기〉의 개요
일어나기 동작의 기본

POINT

- 일어나기 동작은 자립적인 생활을 하는 데 중요하다.
- 연직 방향 운동과 몸의 무게중심 이동을 해야 한다.
- 일반적인 일어나기 동작은 몸통의 굽힘과 회전으로 실현된다.

포인트는 몸통의 굽힘과 회전

일어나기 동작은 일상생활을 하는 데 매우 중요하다. 일어나기 동작의 가장 큰 특징은 누운 자세(와위)에서 자세를 90도 바꾸면 신체의 각 부위가 놓이는 위치뿐 아니라 중력을 받는 방법도 크게 바뀐다는 점이다. 그만큼 동작의 난도가 높아 재활에 임하는 환자 중에는 일어나기 동작을 싫어하는 사람도 많다.

일어나기 동작에는 뒤집기 동작과 마찬가지로 많은 운동 패턴이 있고 효율적인 운동을 선택하지 않는 사람도 있어 동작을 분석하기 어렵다. 일어나기 동작의 패턴은 뒤집기 동작과 다르지만, 임상에서 요구되는 역학적 과제는 같다. 동작을 분석할 때는 그러한 역학적 요구를 이해해 두어야 한다. 일어나기 동작에서 요구되는 역학적 과제는 다음과 같다.

① 몸을 연직 상방으로 움직이는 운동량을 만들어 낼 것
② 기저면의 변화에 따라 몸의 무게중심을 이동하고 그 안에서 무게중심을 유지할 것

특히 ①은 중력에 맞서 움직이는 범위와 운동량이 크기 때문에 제대로 일어나지 못하는 사람에게는 힘이 드는 동작이다.

이들 역학적 과제를 달성하는 데 중요한 것은 몸통의 굽힘(굴곡)과 회전이다. 일상적으로는 누구나 굽힘과 회전 동작을 조합하여 일어나기 동작을 한다.

특히, 회전 운동이 중요하다. 회전 운동을 하지 않고 일어나려면 똑바로 일어나야 하므로 큰 근력을 쓰거나 다리를 내리치는 반동을 이용해야 한다.

**일어나기 동작의
다양한 패턴**

건강한 성인이 침대에서 일어나는 운동 패턴에는 89가지가 있다. 그런데 일어나기 동작을 10번 반복하게 한 실험에서 매번 같은 동작으로 일어난 사람은 단 한 명도 없었다는 동작 분석 보고가 있다.

**굴곡·회전에 필요한
근육**

몸통의 굽힘(굴곡)·회전에 관여하는 근육은 복사근이다. 이 근육에 기능 장애가 있으면 일어나기가 매우 어렵다. 이 때문에 난간 등을 잡고 팔을 당기며 몸을 일으키는 보상 동작을 하게 된다.

대표적인 일어나기 동작

일어나기 동작에는 다양한 패턴이 있지만, '몸을 연직 상방으로 움직인다'라는 점을 대전제로 했을 때 크게
다음과 같은 두 가지 패턴으로 나뉜다. 대표적인 보상 동작은 팔로 난간이나 손잡이를 잡아당기는 동작이
다. 이런 보상 동작은 편마비 환자에서 흔히 볼 수 있는 운동 패턴이다.

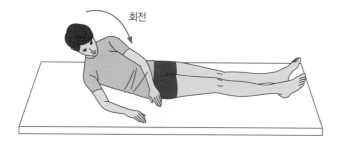

**몸통을 돌리면서 몸을 굽혀
일어난다.**
건강한 성인이 일상적으로
가장 많이 이용하는 일어나
기 동작이다. 중력에 의한 회
전력의 영향을 최소한으로
할 수 있다.

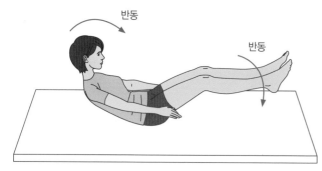

**몸통을 돌리지 않고 일어
난다.**
큰 근력을 발휘해 일어날 수
도 있지만, 대부분은 다리를
들어 올렸다가 힘차게 내리
는 반동을 이용해 일어난다.

[일어나기 동작의 기본 패턴]

일어나기 동작은 뒤집기 동작과의 연관성이 매우 높다. 사실 동작 시퀀스의 전반은 뒤집기 동작과 거의 같다. 따
라서 일어나기 동작 패턴은 뒤집기 동작 패턴과 관련이 깊다. 건강한 성인이 일어나기 동작에서 이용하는 동작
패턴을 대략적으로 분류하면 다음과 같다. 실제로는 이 동작을 상황에 따라 구분하여 사용하기도 하고 각 패턴
의 구성 요소를 조합하여 '아류'를 만들기도 한다.

동작의 기본 패턴
몸통을 그다지 돌리지 않고 몸을 굽혀 일어난다.
팔로 바닥을 눌러 몸통의 굽힘(굴곡)을 보조한다.
몸에 힘을 주어 단숨에 앉은 자세(좌위)를 만든다.
침대 끝에서 양다리를 내밀고 공중에 뜬 다리를 무게추(분동)로 이용하면서 몸통부를 들어 올린다.

기본 동작 〈일어나기〉의 개요
일어나기 동작의 패턴

POINT

- 일어나기 동작은 뒤집기 동작의 '발전형'이다.
- 한쪽 팔꿈치로 상체의 무게를 지탱하는 동작이 중요한 역할을 한다.
- 옆으로 누웠다가 일어날 때는 팔이나 몸통에 부담을 준다.

뒤집기 동작에서 일어나기 동작으로 완만히 이행한다

일어나기 동작은 뒤집기 동작의 '발전형'이다. 뒤에서 일어나기 동작의 시퀀스를 자세하게 설명하겠지만, 전반의 움직임은 뒤집기 동작과 같고 중간에서 일어나기 동작으로 이행한다. 일어나기 동작을 하는 데 중요한 역할을 하는 부분은 한쪽 팔꿈치로 상체의 무게를 지탱하는 온 엘보(on elbow)라고 하는 자세이다. 이 자세는 전반과 후반을 명확하게 구분하는 결절점(여러 가지 기능이 집중되는 접촉 지점)이라기보다 일련의 움직임 중 통과점이어서 전체적으로는 매끄럽게 동작을 진행하는 점이 특징이다. 다시 말하면 뒤집으면서 일어나는 것이다.

옆으로 누웠다가 일어나는 동작은 몸에 부담이 크다

뒤집기 동작에서 일어나기 동작으로 자연스럽게 이행하지 않으면 결과적으로 일어났다고 해도 정상 동작에서 벗어난 동작으로 간주한다. 흔히 볼 수 있는 것으로는 뒤집기 동작으로, 완전히 측와위(옆으로 누운 자세)가 되었다가 일어나려는 패턴이다. 측와위 상태에서 한쪽 팔꿈치로 바닥을 짚고 상체를 일으킬 때 위쪽 손으로 바닥을 밀거나 짚고 있는 팔꿈치를 세게 밀면서 일어나려고 하는 경우이다. 정상적으로 일어나는 경우에는 위쪽에 있는 팔을 뻗었을 때 바닥에 손을 짚고 몸통을 지탱하지 않는다. 이런 동작에는 몸통의 측방굴곡(한쪽으로 구부리거나 휘게 함)을 동반하지만, 몸을 일으키는 데 필요한 힘이나 가동범위를 충분히 얻기 어렵다. 그 결과, 팔로 억지로 들어 올려 한쪽 팔꿈치로 상체를 일으키려고 하다가 팔와 몸통에 과도한 부하가 걸리게 된다.

🔓 키워드

온 엘보
한쪽 팔꿈치로 상체의 무게를 지탱하는 자세를 말한다. 일어나기 동작에서는 '옆으로 누운 상태(측와위)에서 한쪽 팔꿈치로 바닥을 짚고 상체를 일으키는 움직임'을 표현하는 경우가 많다.

✏️ 메모

팔꿈치로 바닥을 세게 누르는 과잉 노력
옆으로 누웠다가 일어나는 경우, 팔꿈치를 바닥에 세게 누르며 상체를 일으키려고 하면 몸을 후방으로 밀어 내는 힘이 작용한다. 그러면 체축 안쪽돌림에 제동이 걸리므로 일어나는 데 과도한 노력을 해야 한다.

옆으로 누웠다가 일어나기
옆으로 누운 자세(측와위)는 기저면이 좁고 불안정하기 때문에 많은 경우 몸통과 엉덩관절을 굽혀 기저면을 넓히려고 한다. 이 자세는 편하므로 일어나는 데 쓰였던 복사근이나 경부 근육이 느슨해져 동작 진행에 저해 요인이 된다. 일단 측와위가 되면 연속 동작을 멈추고 다른 자세를 취하게 되므로 일어나기 동작과 관계없는 등줄기의 긴장감을 높인다. 이것도 일어나기 동작을 저해하는 요인이 된다.

일어나기 동작 패턴

일어나기 동작은 뒤집기 동작이 한 단계 발전한 것이다. 그런데 완전히 옆으로 누운 자세(측와위)가 되고 나서가 아니면 일어날 수 없는 경우에는 어딘가에 이상이 있다고 봐야 한다.

[정상적인 일어나기 동작]

뒤집기 동작에서 완만하게 일어나기 동작으로 이행하는, 자연스러운 일련의 동작이 특징이다.

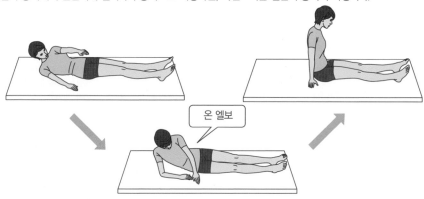

온 엘보

[정상에서 벗어난 동작]

정상적인 동작을 할 수 없는 환자는 뒤집기 동작에서 완전히 옆으로 누운 자세(측와위)를 취한 후 팔꿈치나 손으로 바닥을 세게 짚으며 일어나는 등 전반과 후반이 명확하게 구분된 동작을 취한다.

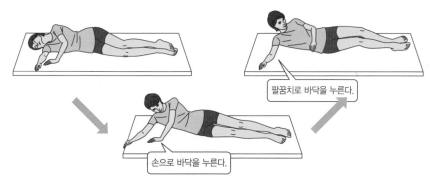

팔꿈치로 바닥을 누른다.

손으로 바닥을 누른다.

일단 동작이 정지되면 본래 동작에 필요한 근육 이외의 근육이 활동하게 된다. 옆으로 누운 자세(측와위)는 배와 가슴을 위로 하고 반듯이 누운 자세(앙와위)보다 기저면이 좁고 불안정하기 때문에 다음과 같은 반응이 일어나는 경우가 많다.

* 등줄기의 긴장 고조
  → 몸통이 고정되어 일어나는 동작을 방해하게 된다.
* 몸통과 엉덩관절의 굽힘(굴곡)
  → 기저면을 넓히려고 하는 일탈 동작으로, 편안한 자세가 되기 때문에 일어나는 데 필요한 복사근과 경부 근육의 긴장이 풀려 버린다.

기본 동작 〈일어나기〉의 개요
일어나기 동작의 시퀀스

● 일어나기 동작의 시퀀스는 4단계로 나뉜다.
● 제1단계와 제2단계는 뒤집기 동작과 똑같다.
● 한쪽 팔꿈치에 상체의 무게를 실으면 상체가 일어나기 시작한다.

뒤집기 동작 시퀀스는 4단계

　일어나기 동작의 시퀀스는 4단계로 나눌 수 있는데, 1~2단계는 뒤집기 동작과 똑같다. 뒤집기 동작과 다른 자세를 취하는 것은 제3단계부터이다. 위쪽 어깨가 아래쪽 어깨 위를 통과하는 듯한 위치 관계가 된 단계에서 한쪽 팔꿈치에 체중을 실어 몸통을 지탱하는 자세가 된다. 이 자세를 취하면 몸통 윗부분을 연직 방향으로 움직이는 운동으로 이행할 수 있다. 몸통이 일어나면서 체중을 지탱하는 기저면은 팔꿈치에서 손목(수근), 엉덩이(둔부), 다리로 이동한다. 마지막으로 다리를 쭉 뻗고 앉으면(장좌위) 일어나기 동작이 마무리된다.

[제1단계] 두경부의 굽힘(굴곡)과 회전의 시작

위쪽 어깨뼈가 전방으로 돌출하고 뒤집기하는 쪽으로 팔을 뻗는다.

[제2단계] 몸통 윗부분의 회전 운동 시작

위쪽 어깨가 아래쪽 어깨 바로 위에 정렬된다.

[제3단계] 위쪽 어깨가 아래쪽 어깨 위를 통과한다

몸통의 항중력 굽힘 활동이 높아지고 팔꿈치에 체중이 실린다.

[제4단계] 체중을 지탱하는 곳이 팔꿈치에서 손목으로 이동한다

손목으로 바닥을 누르고 몸의 무게중심선이 엉덩이와 다리로 만드는 기저면에 떨어지도록 몸의 무게중심을 이동한다.

다리를 뻗고 앉은 자세가 완성된다.

 키워드

장좌위
양다리를 뻗은 상태에서 엉덩이를 바닥에 붙이고 앉은 자세를 말한다.

손목(수근)
손과 팔이 잇닿은 부분을 말한다. 손목관절(요골수근관절)보다 끝부분에 8개의 뼈로 이루어진 손목뼈(수근골)가 있다. 손목 끝부분을 중수(손허리)라고 하며 손가락으로 이어진다.

일어나기 동작의 시퀀스

일어나기 동작은 1단계와 2단계가 뒤집기 동작과 중복된다. 일어나기 동작의 핵심은 3단계인 한쪽 팔꿈치로 상체를 일으키는 자세이다. 이 자세를 취한 후에는 체중을 손목으로 지탱한다.

[제1단계] 두경부의 굽힘·회전 → 위쪽 견갑대의 전방 돌출과 팔 뻗기

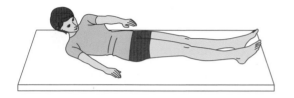

- 두경부를 약간 굽히고 회전을 시작한다.
- 위쪽 견갑대가 신체의 앞쪽으로 돌출한 상태에서 위쪽에 있는 팔을 뻗는다.

[제2단계] 몸통 윗부분의 회전 시작 → 위쪽 어깨와 아래쪽 어깨가 위아래로 정렬

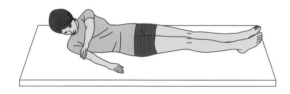

- 몸통 윗부분이 회전 운동을 시작한다.
- 위쪽 어깨가 아래쪽 어깨 위로 정렬된다.
- 몸통의 아랫부분은 고정되어 있다.

[제3단계] 위쪽 어깨가 아래쪽 어깨를 통과한다 → 한쪽 팔꿈치로 상체를 일으키는 자세의 완성

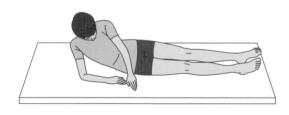

- 몸통 윗부분의 체축 안쪽돌림(내회전)이 진행되고 위쪽 어깨가 아래쪽 어깨 위를 통과한다.
- 팔꿈치로 바닥을 눌러 몸통을 지탱한다.

[제4단계] 체중 지지면 이동 → 장좌위(다리를 쭉 뻗고 앉은 자세)

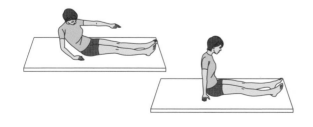

- 체중을 지탱하는 곳이 팔꿈치에서 손목으로 이동한다.
- 손목의 기저면에 힘을 주어 상체를 일으킨다.
- 다리를 쭉 뻗고 앉은 자세(장좌위)가 완성된다.

77

일어나기
동작의 분석

기본 동작 〈일어나기〉의 개요
온 엘보와 회전 궤도 ①

POINT
● 어깨관절을 모음(내전)을 축으로 몸통이 회전 운동을 시작한다.
● 어깨관절의 회전 운동에 급제동을 건다.
● '기세'가 팔꿈치관절의 회전 운동으로 넘어가면서 한쪽 팔꿈치로 상체를 일으켜 세우는 자세가 된다.

한쪽 팔꿈치로 상체를 세우는 자세는 어떻게 만들어질까?

일어나기 동작의 시퀀스 4단계 중 전반 2단계는 뒤집기 동작이고 3단계와 4단계가 본격적인 일어나기 동작이다. 가장 중요한 역할을 하는 부분은 한쪽 팔꿈치로 상체를 일으켜 세우는 자세(on elbow)다. 어떻게 해야 이 자세가 만들어지는지 살펴보자.

제1단계와 제2단계를 자세히 관찰하면 신체의 회전 운동이 아래쪽 어깨관절을 축(수평내전축)으로 해서 일어난다는 것을 알 수 있다. 이 상태에서 회전이 진행되면 옆으로 누운 자세(측와위)가 되어 버리기 때문에 어느 시점에서 팔꿈치 관절을 축으로 한 회전으로 전환해야 한다. 이를 위해서는 가장 먼저 어깨관절을 축으로 하는 회전에 제동을 걸어야 한다.

급제동을 걸어 '그 기세'를 이용한다

단순히 팔꿈치 관절로 회전축을 전환해서는 몸통과 팔 양쪽을 회전시키기 어렵다. 이때는 역학의 관성 법칙을 적용해야 한다. 즉, 회전의 '기세'를 이용하는 것이다.

어깨관절에 제동을 걸었을 때 몸통은 뒤집는 방향으로 계속 회전하려고 한다. 그 에너지가 새로운 회전축인 팔꿈치 관절로 전달되어 몸통의 회전 운동이 계속된다. 이렇게 하여 팔꿈치 관절이 '지렛대'의 지점이 되고 몸통에 팔이 보태진 '한 덩어리'가 회전하여 한쪽 팔꿈치로 상체를 일으켜세우는 자세(on elbow)가 완성된다.

키워드

인수평모음(수평내전)
어깨관절을 90도 벌렸다가 모은 상태를 말한다. 즉, 팔을 어깨와 같은 높이까지 들어 올린 상태에서 앞으로 수평 이동하는 동작이다.

메모

체절의 무게와 회전 운동
두 체절의 무게에 큰 차이가 있을 때 무거운 체절은 움직이지 않고 가벼운 체절이 움직인다. 몸통과 팔을 더한 중량이 아래팔(전완)의 중량보다 압도적으로 크기 때문에 팔꿈치 관절을 굽히는 것만으로 회전 운동을 하려고 하면 아래팔 쪽이 굽어 버린다. 이 때문에 몸통과 팔을 더한 무게를 움직이려면 근력 이외의 도움을 받아야 한다.

관성 법칙의 응용
관성의 법칙(→ P.28 참조)은 물체의 상태와 관계없이 적용된다. 새로운 힘을 가하지 않는 한 정지해 있는 물체는 언제까지나 정지하고 운동하고 있는 물체는 언제까지나 운동을 계속한다. 일어나기 동작을 할 때 회전축을 어깨관절에서 팔꿈치 관절로 급전환시켜도 회전 운동을 방해하는 방향에는 힘이 작용하지 않기 때문에 회전 운동은 그대로 계속된다.

온 엘보(한쪽 팔꿈치로 상체를 일으키는 자세)를 가능하게 하는 메커니즘

[회전 운동의 조절]

● 제1단계와 제2단계에서 몸을 회전하는 운동

아래쪽 어깨관절의 수평모음(수평내전)을 축으로 일어난다. 그대로 가다가는 옆으로 누운 자세(측와위)가 된다.

● 한쪽 팔꿈치로 상체를 일으키는 자세를 만드는 회전 운동

어깨관절을 중심으로 하는 회전 운동에서 팔꿈치 관절을 중심으로 한 회전 운동으로 전환한다.

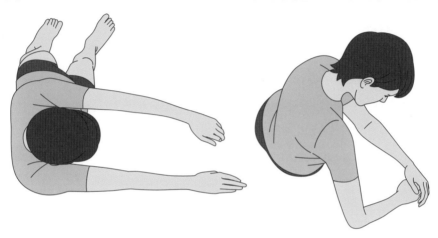

[회전축 전환과 관성 운동의 모식도]

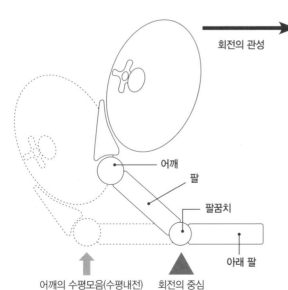

회전의 관성

어깨

팔

팔꿈치

아래 팔

어깨의 수평모음(수평내전)
에 제동이 걸린다.

회전의 중심

몸통에 팔을 더한 무게를 팔꿈치 관절 굽힘근(굴곡근)의 힘만으로 돌리기는 어렵다. 그래서 어깨관절을 회전해 얻은 힘(관성)을 새로운 회전 운동에 이용한다. 이런 식으로 운동을 제어해 한쪽 팔꿈치로 상체를 일으키는 자세(on elbow)를 만드는 것이다.

기본 동작 〈일어나기〉의 개요
온 엘보와 회전 궤도 ②

POINT

- 뒤집기 동작 도중에 급정지하면 누운 자세로 돌아가 버린다.
- 회전 궤도를 바로 옆에서 사선 방향으로 급전환함으로써 반전을 막는다.
- 궤도 변경은 어깨관절의 회전 운동에 제동을 거는 작용도 한다.

어깨관절에 언제 급제동을 걸어야 할까

한쪽 팔꿈치로 상체를 일으키는 자세(on elbow)를 완성하기 위해서는 아래쪽 어깨관절의 회전 운동에 급제동을 걸어 팔꿈치관절의 회전 운동으로 전환해야 한다. 이때 중요한 것은 '언제 급제동을 걸어야 하는가?'이다. 정상적인 동작에서는 위쪽 어깨가 아래쪽 어깨 바로 위를 통과할 때 어깨관절의 제동과 팔꿈치 관절의 굽힘(굴곡)이 동시에 이루어진다(시퀀스의 제3단계). 이때 몸통이 회전하는 궤도의 방향이 크게 바뀌는 것이다. 이 궤도 전환이 어깨관절에 제동을 거는 큰 요소이다.

회전 궤도를 바꾸어 반전을 막는다

뒤집기 동작을 할 때 인체는 체축을 회전축으로 한다. 따라서 아래쪽 어깨관절의 회전은 뒤집는 쪽(바로 옆)으로 향하는 수평모음(수평내전)이다. 사실 이 회전 상태에서 급제동을 걸면 아래쪽 어깨관절은 수평벌림(수평외전)해 결과적으로 바로 누운 자세(앙와위)로 돌아가기 때문에 뒤칠 수가 없다. 그러므로 제동을 걸 때는 회전 궤도를 변경하여 몸이 역회전하는 것을 막아야 한다.

한쪽 팔꿈치로 상체를 일으키는 자세(on elbow)를 취하기 직전, 즉 회전축을 팔꿈치 관절로 전환하는 타이밍에 몸통의 회전 궤도를 바로 옆 방향에서 대각선 방향으로 전환하는 것이다. 이렇게 하면 어깨관절의 모음(내전)에도 제동이 걸린다. 궤도가 바뀌면 위팔뼈(상완골)가 어깨관절에 대해 '버팀목'과 같은 역할을 하여 기계적인 제동이 걸리기 때문이다.

키워드

수평벌림(수평외전)
팔을 90도 벌린 상태(외전), 즉 팔을 어깨와 같은 높이까지 들어 올린 상태에서 후방으로 수평 이동하는 자세이다.

메모

체절의 무게와 회전 운동
두 체절의 무게에 큰 차이가 있을 때 무거운 체절은 움직이지 않고 가벼운 체절이 움직인다. 몸통과 팔을 더한 중량이 아래팔(전완)의 중량보다 압도적으로 크기 때문에 팔꿈치 관절을 굽히는 것만으로 회전 운동을 하려고 하면 아래팔 쪽이 굽어 버린다. 이 때문에 몸통과 팔을 더한 무게를 움직이려면 근력 이외의 도움을 받아야 한다.

몸통의 회전 궤도 변화

보통 뒤집기 동작 도중에 제동을 걸면 몸통이 반전되어 원래의 바로 누운 자세(앙와위)로 돌아가 버린다. 그러므로 한쪽 팔꿈치로 상체를 일으키는 자세(on elbow)를 취하기 직전에 회전 궤도를 가로 방향에서 사선 방향으로 급전환하여 몸통의 반전을 막는 동시에 어깨관절의 회전에 제동을 걸어 회전축을 팔꿈치 관절로 옮겨야 한다.

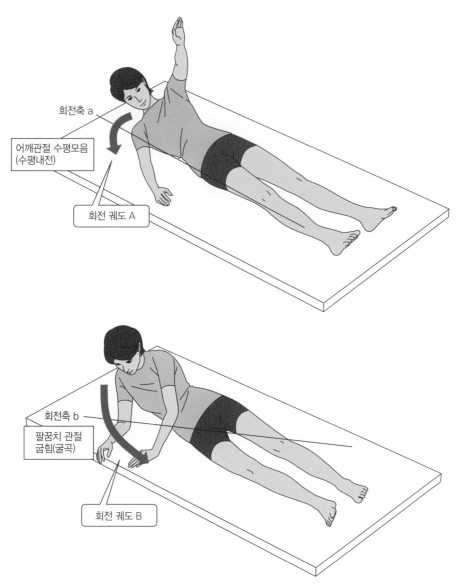

회전축 a

어깨관절 수평모음
(수평내전)

회전 궤도 A

회전축 b

팔꿈치 관절
굽힘(굴곡)

회전 궤도 B

〈일어나기〉 동작을 가능하게 하는 메커니즘
견갑대의 안정화

POINT
- 한쪽 팔꿈치로 상체를 일으키려면 어깨관절이 안정되어야 한다.
- 팔을 뻗는 동작에는 어깨가슴관절의 안정이 필요하다.
- 한쪽 팔꿈치로 상체를 일으키는 데는 오목위팔관절의 안정이 필요하다.

팔을 뻗는 데는 어깨가슴관절의 안정이 필요하다

일어나기 동작은 팔이 체중을 지탱하는 동작이다. 팔이 안정되어 있어야 한쪽 팔꿈치로 상체를 일으키는 자세(on elbow)를 취할 수 있다. 팔의 안정성은 아래쪽 어깨관절(어깨복합체), 그중에서도 오목위팔관절(관절와상완관절)과 어깨가슴관절(견갑흉곽관절)이 충분히 안정되어 있어야 한다. 이곳이 불안정하면 제대로 일어나기 어렵다.

뒤집기 동작을 할 때 팔을 뻗으려면 고정된 가슴우리(흉곽)에 대해 위쪽 어깨뼈가 안정되어 있어야 한다. 어깨뼈를 안정적으로 만드는 근육에는 앞톱니근(전거근), 등세모근(승모근) 중부·하부섬유, 넓은등근(광배근), 대흉근, 능형근 등이 있다. 그중에서도 공중에 팔을 뻗는 동작에는 앞톱니근(전거근)과 등세모근(승모근) 중부섬유가 관여하는데, 이 근육이 협력하여 전방으로 돌출된 어깨뼈를 가슴우리(흉곽) 위에 고정한다. 어깨뼈의 상향 회전에는 등세모근(승모근) 하부섬유도 크게 관여한다.

한쪽 팔꿈치로 상체를 지탱할 때(on elbow)는 고정된 어깨뼈에 대한 가슴우리(흉곽)의 안정성이 요구된다. 위팔뼈(상완골)가 체중을 지탱하는 기둥이 되고 그 선단에서 가슴우리(흉곽)가 회전 운동을 할 때 앞톱니근(전거근)과 능형근의 복합체가 위팔뼈–어깨뼈–가슴우리 라인을 안정시킨다. 전방으로 돌출한 어깨뼈모음(내전)에는 능형근과 등세모근(승모근)이 작용한다.

키워드

오목위팔관절
(관절와상완관절)
위팔뼈와 어깨뼈의 관절을 말한다. 위팔뼈 머리(상완골두)가 깊이 끼어 있지 않아 가동 범위가 크다. 단순히 '어깨관절(견관절)'이라고 했을 때는 이 관절을 가리킨다.

어깨가슴관절
(견갑흉곽관절)
어깨뼈와 가슴우리(흉곽) 관절을 말한다.

회전근개
일명 '로테이터 커프(Rotator cuff)'. 회전근개는 어깨와 팔을 연결하는 가시위근, 가시아래근, 작은원근, 어깨밑근 네 가지 근육으로 이루어져 있다. 어깨관절의 회전과 안정성을 유지하는 역할을 한다.

가시아래근(극하근)
어깨뼈와 위팔뼈를 연결하는 근육을 말한다.

어깨밑근(견갑하근)
어깨뼈 전방과 위팔뼈를 연결하는 근육을 말한다.

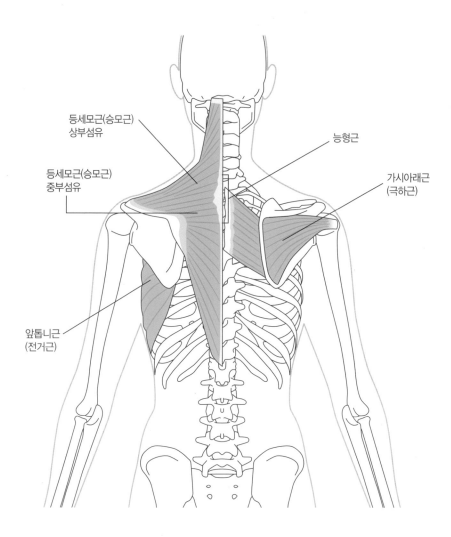

앞톱니근(전거근)
가시아래근
(극하근)

등세모근(승모근)
상부섬유

능형근

등세모근(승모근)
중부섬유

가시아래근
(극하근)

앞톱니근
(전거근)

[어깨뼈 안정화에 기여하는 근육]

앞톱니근(전거근)과 등세모근(승모근) 등이 함께 움직여 어깨뼈를 가슴우리(흉곽)에 고정하고 뻗은 팔을 계속 유
지시킨다. 한쪽 팔꿈치로 상체를 일으키는 자세를 취할 때 아래쪽 어깨뼈는 전방으로 돌출된다. 어깨뼈에 대해
가슴우리(흉곽)가 고정되어 팔이 버팀목 역할을 하도록 돕는다. 이때 등세모근(승모근)과 능형근이 협력하여 어
깨뼈를 가슴우리(흉곽)에 고정한다. 가시아래근(극하근)은 오목위팔관절(관절와상완관절)의 주동작근으로서 한
쪽 팔꿈치로 상체를 일으켜 지탱할 때 중요한 역할을 담당한다.

〈일어나기〉 동작을 가능하게 하는 메커니즘
제3단계에서 제4단계로 이행하는 일어나기 동작

POINT

● 제3단계부터는 손목이 아래팔~몸통의 중량을 지탱한다.
● 위팔세갈래근이 아래팔의 중량 지지를 돕는다.
● 제4단계에서는 소지구가 지지면이 되어 중량을 지탱한다.

제3단계에서 제4단계로 이행하는 과정

제3단계에서는 먼저 손목 – 아래팔 – 위팔 – 어깨뼈 – 가슴우리(흉곽)를 연결하여 몸통 윗부분에 가해지는 무게를 지탱해야 한다.

더욱이 제4단계로 이행하면 손목으로 바닥을 누르며 다리를 쭉 뻗고 앉은 자세(장좌위)가 되는데, 이때 엉덩이와 대퇴부가 만드는 기저면 안에 몸의 무게중심이 떨어지도록 조정해야 한다.

위팔세갈래근의 역할

이 과정에서 중요한 역할을 하는 것이 위팔세갈래근(상완삼두근)이다. 위팔세갈래근이 충분히 작용하지 않으면 팔뚝으로 기저면을 만들 수 없어 팔꿈치에서 손 방향으로 중심을 옮기기 어렵다. 또한 연결하여 일체화해야 할 아래팔 – 위팔 – 몸통도 불안정해지기 때문에 자세를 유지하지 못하고 무너져 버린다.

소지구의 역할

제4단계에서는 신체의 회전축이 척측(새끼손가락 쪽) 수근부로 이동한다. 소지구가 지지면이 되고 척측 손목뼈사이관절로 회전 궤도를 바꿔 몸의 무게중심을 장좌위(다리를 쭉 뻗고 앉은 자세)의 지지면 위로 이동시킨다. 이때 소지구를 토대로 아래팔 – 위팔 – 어깨뼈 – 가슴우리(흉곽)가 정렬되어 크레인처럼 높게 뻗어 있다. 이 동작은 끝에 무거운 몸통이 매달리듯 붙어 있고 소지구의 좁은 지지면으로 체중을 지탱해야 하는 데다 선회하여 무거운 몸통을 다른 곳으로 옮겼다가 천천히 내려야 하므로 난도가 높다고 할 수 있다.

키워드

**위팔세갈래근
(상완삼두근)**
어깨뼈와 위팔뼈의 후면 및 내측 후면을 연결하는 근육을 말한다. 팔꿈치 관절의 폄(신전)에 관여한다.

척측수근부
손목 바깥쪽(새끼손가락 쪽)을 말한다.

손목뼈사이관절
손목뼈(손바닥의 손목 부분을 이루는 8개의 짧은 뼈)를 연결하는 관절을 말한다.

소지구
손바닥에서 새끼손가락 쪽의 통통한 부분을 말한다. 발바닥의 경우에는 소지구(小趾球)라고 한다.

일어나기 동작 제3단계~제4단계

일어나기 동작은 제3단계와 제4단계를 거쳐 완성된다. 구체적으로는 〈한쪽 팔꿈치로 상체를 일으키는 자세
(on elbow)〉→〈지지면이 팔꿈치에서 손목, 엉덩이와 넙다리로 이동〉→〈다리를 쭉 뻗고 앉은 자세(장좌위)〉
로 진행한다. 말하자면 일어나기 동작의 '클라이맥스'이다.

● 제3단계

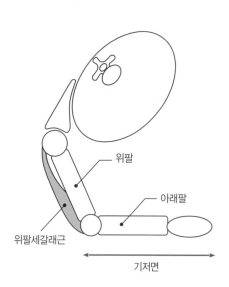

위팔

아래팔

위팔세갈래근

기저면

● 제4단계

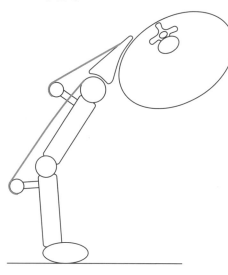

한쪽 팔꿈치로 바닥을 짚고 상체를 일으키는 단계
(on elbow)에서 손목으로 체중을 지지하는 단계로
이행한다. 이때 위팔세갈래근이 작용하지 않으면
기저면을 만들 수 없을 뿐 아니라 몸통을 지탱하지
못해 자세가 흐트러져 버린다.

손목으로 아래팔−위팔−몸통을 높이 들어 올린 후
다리를 쭉 뻗고 앉은 자세(장좌위)로 이행하면 일
어나기 동작이 '완료'된다. 이때는 지지면이 좁아
크레인으로 무거운 물건을 높이 들어 올리는 듯
한 상태가 된다.

column	척측 손목뼈사이관절

　　제4단계에서 소지구로 체중을 지탱할 수 있는 것은 척측 손목뼈사이관절(수근간관절)의 가동성
이 높기 때문이다. 손목뼈사이관절은 선회 성능이 높고 크레인처럼 움직일 수 있기 때문에 체중
을 이동하는 데 위력을 발휘한다.
　　이 관절은 자뼈(아래팔 바깥쪽 뼈)의 모양이 둥근 데다 관절의 원활한 움직임을 돕는 관절 원판이
있어 선회하는 움직임의 자유도가 매우 높다.

〈일어나기〉 동작을 가능하게 하는 메커니즘
체중 이동 시의 상지선

POINT

- 장좌위의 기저면에 무게중심선이 떨어지도록 체중을 이동한다.
- 소지구는 체중 이동이 완료될 때까지 계속 바닥을 눌러야 한다.
- 소지구를 기저로 하는 상지선의 근육이 작용하여 기능을 발휘한다.

일어나기 동작 제4단계의 체중 이동

　일어나기 동작의 제4단계에서는 팔꿈치로 지탱하던 상체를 손목이 지탱하고 상체를 밀어 올리면서 엉덩이와 넙다리에 의해 만들어지는 장좌위(다리를 쭉 뻗고 앉은 자세)의 기저면 안에 무게중심선이 떨어지도록 몸의 무게중심을 이동시킨다. 제4단계 후반에는 소지구가 주체가 되어 바닥면을 밀고 지면반력으로부터 회전력이 생겨나 무게중심의 이동이 촉진된다.

　소지구는 기저면 안에 무게중심선이 옮겨질 때까지 바닥을 계속 누르고 있어야 한다. 손을 너무 빨리 떼면 다리를 뻗고 앉은 자세로 이행할 때 불안정한 상태가 된다. 이 때문에 무게중심선이 기저면 안으로 들어가기 전에 손을 떼면 쓰러져 버린다.

소지구와 상지선

　일어나기 동작의 마지막 단계에서는 소지구가 중요한 역할을 한다. 소지구가 높은 가동성을 지닌 척측(새끼손가락 쪽) 손목뼈사이관절을 사용하는 데다 상지선(Arm Line)이라는 근육 연쇄체의 기저이기 때문이다.

　소지구를 기저로 하는 상지선에는 능형근－가시아래근－위팔세갈래근－자뼈(척골)간막－내측수근측부인대로 이루어진 심부 후방 상지선(Deep Back Arm Line)과 대흉근－넓은등근－내측위팔근(상완근)간 중격－척측굴근공통두－손관절굽힘근군으로 이루어진 표면 후방상지선(Superficial Back Arm Line)이 있다.

키워드

가시아래근(극하근)
어깨뼈 가시아래오목(극하와)과 위팔뼈를 연결하는 근육을 말한다. 위팔의 가쪽돌림(외회전)에 작용한다.

뼈사이막(골간막)
병행하는 2개의 뼈 사이에 있는 얇고 튼튼한 조직막을 말한다. 아래팔의 자뼈(척골)와 노뼈(요골) 사이 및 하퇴의 비골과 경골 사이에 존재한다.

**안쪽손목곁인대
(내측수근측부인대)**
자뼈(척골) 끝에 있는 줄기 모양 돌기(새끼손가락 쪽에 있는 돌기)와 콩알뼈(두상골. 손관절 근처의 새끼손가락 쪽에 있는 작은 뼈)를 연결하는 인대를 말한다.

**안쪽위팔근육사이막
(내측상완근간중격)**
근육사이막(근간중격)은 근육과 근육을 갈라놓는 부분. 안쪽위팔근육사이막은 위팔두갈래근과 위팔세갈래근(상완삼두근)의 경계를 말한다.

공통 갈래
여러 근육에 공통되는 갈래(근두)를 말한다.

2개의 상지선

상지선은 여러 개가 연결된 근육으로, 새끼손가락에 이어지는 심부 후방 상지선(Deep Back Arm Line)과 표면 전방 상지선 (Superficial Front Arm Line) 외에도 엄지손가락에 이어지는 심부 전방 상지선(Deep Front Arm Line)과 네 손가락에 이어지는 표면 후방 상지선(Superficial Back Arm Line)이 있다. 심부 후방 상지선은 팔 후면에서 어깨에 이르는 근육의 연쇄로, 어깨관절의 움직임과 큰 관련이 있다. 표면 후방 상지선은 팔 전면에서 가슴과 등에 걸쳐 여러 개가 연결된 근육으로 팔 전체의 움직임에 관여한다.

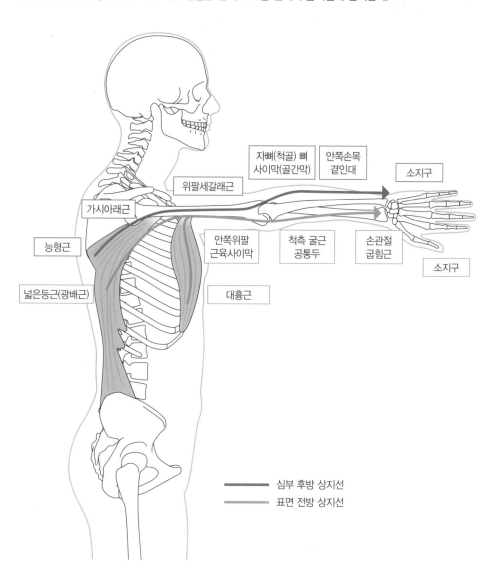

육안으로 관찰하는 동작 분석 〈일어나기〉
일어나기 동작의 전체 관찰

POINT

- 일어나기 동작을 취하게 하여 동작 가능 여부, 패턴, 노력량을 관찰한다.
- 한쪽 팔꿈치로 상체를 일으키는 자세에 이르는 동작이 가장 중요하다.
- 일어나기 동작에 문제가 있으면 뒤집기 동작도 확인해야 한다.

일어나기 동작을 취하게 하여 전체를 관찰한다

육안으로 관찰하는 동작 분석은 먼저 관찰 대상자에게 좌우 양쪽에서 일어나기 동작을 수행하게 하여 마지막 동작 가능 여부와 동작패턴, 노력량을 관찰한다. 다음과 같은 항목을 파악하기 위해서이다.

- 몸통의 굽힘(굴곡)과 회전 요소를 이용해 동작했는가?
- 한쪽 팔꿈치로 바닥을 짚고 상체를 일으키기(on elbow) 위해(무게중심을 들어 올리기 위해) 무엇을 했는가?
- 팔로 체중을 지탱할 수 있는가?
- 기저면의 변화에 따라 무게중심을 이동하고 그 안에서 무게중심을 유지할 수 있는가?

이때 주목해야 할 것은 한쪽 팔꿈치로 바닥을 짚고 상체를 일으키는 온 엘보 자세다. 어떤 동작으로 온 엘보 자세를 만드는지, 회전 궤도를 조절하고 몸통 회전의 '기세'를 이용해 일어날 수 있는지가 포인트이다. 팔이나 다리로 몸을 끌어당기거나 다리를 크게 흔드는 등 과잉 노력을 해서 일어나는 것은 보상 동작이다.

뒤집기 동작도 확인한다

일어나기 동작 전반(제1단계~제2단계)은 굴곡 회전 패턴으로 뒤집기 동작과 똑같다. 다만, 일어나기 동작은 뒤집기 동작을 연속해서 이행하는 것이므로 뒤집기 동작에 문제가 있는 경우에는 일어나기 동작에도 영향을 미친다고 봐야 한다. 이와 마찬가지로 일어나기 동작에 문제가 있으면 뒤집기 동작도 확인하여 이상이 없는지 분석해볼 필요가 있다.

메모

**동작을 관찰할 때
주시해야 할 부위**

일어나기 동작은 뒤집기 동작처럼 회전 운동이 차차 다른 데로 영향을 미치며 퍼져 나가는 동작이므로 운동이 어디에서 시작되고 체절이 어떤 순서로 회전하는지 관찰해야 한다. 89쪽에 주요 체크포인트를 제시했다. 부위별로 말하면 머리, 팔, 견갑대, 몸통 윗부분, 몸통 아랫부분, 다리 부분을 주시할 필요가 있다.

어깨뼈(견갑골)의 구조

어깨뼈는 어깨 뒷면에 있는 삼각형 편평골로, 윗부분, 안쪽 가장자리, 바깥쪽 가장자리 등 세 가장자리와 후면(배면), 갈비뼈 면으로 이루어져 있다. 안쪽 가장자리는 '척추 가장자리'라고도 한다.

일어나기 동작의 체크 포인트

[제1단계~제2단계의 관찰 체크 포인트]
뒤집기 동작(→ P.61 참조)과 똑같다.

[제3단계(제2단계 끝부분부터 온 엘보 자세를 취하기까지)의 관찰 체크 포인트]

● 머리와 몸통의 관찰

- [ ] 머리의 굽힘(굴곡)과 충분한 몸통의 굽힘(굴곡)·회전이 이루어지는가?
- [ ] 머리나 몸통이 지나치게 옆으로 굽지 않는가?
- [ ] 뒤집기부터 한쪽 팔꿈치로 바닥을 짚고 상체를 일으키는 자세를 취할 때(on elbow)까지 머리·몸통의 회전은 적당한가?(미흡하거나 지나치게 회전하지는 않는가?)
- [ ] 뒤집기에 이어 한쪽 팔꿈치로 바닥을 짚고 상체를 일으키는가?
- [ ] 한쪽 팔꿈치로 바닥을 짚고 상체를 일으킬 때 몸통이 역방향으로 돌아 버리지 않는가?
- [ ] 어깨뼈는 가슴우리(흉곽)에 고정되어 있는가?
- [ ] 어깨뼈를 너무 많이 들어 올리거나 안쪽 가장자리가 들뜨지는 않는가?
- [ ] 위쪽 골반을 바닥에서 완전히 들어 올릴 때까지 골반이 회전해 있는가?
- [ ] 복사근의 활동으로 몸통이 굽힘(굴곡) 회전했는가?
- [ ] 가슴우리(흉곽)는 유연하게 회전 운동을 했는가?
- [ ] 상반신의 무게중심 위치는 지지면 안에 적절히 배치했는가?

● 팔·다리 관찰

- [ ] 지지 측 어깨관절의 수평모음(수평내전) 움직임이 멈추고 팔꿈치가 구부러졌는가?
- [ ] 팔꿈치로 바닥을 누르고 어깨가 수평벌림(수평외전)하듯이 해서 일어나지 않았는가?
- [ ] 지지하는 쪽 팔이 수직위가 되고 어깨로부터 팔꿈치에 충분히 하중이 가해졌는가?
- [ ] 지지하는 쪽 팔꿈치가 짚은 위치는 적절한가? 몸쪽으로 너무 가까이 대거나 너무 멀리 대지는 않았는가?
- [ ] 지지하는 쪽 견갑대는 안정적으로 가슴우리(흉곽)를 지탱하고 있는가?
- [ ] 지지하는 쪽 팔꿈치 각도가 90도가 되었는가?
- [ ] 위쪽에 있는 팔은 적절한 위치에 있는가? 과도한 긴장은 없는가?
- [ ] 위쪽에 있는 팔을 사용하여 체중을 지탱하지 않았는가?
- [ ] 지지하는 쪽 팔이 무엇인가 잡지 않았는가?
- [ ] 위쪽에 있는 다리가 골반의 움직임과 연동하여 안쪽으로 회전(안쪽돌림)했는가?
- [ ] 위쪽에 있는 다리가 골반의 움직임과 연동하여 바깥쪽으로 회전(가쪽돌림)했는가?
- [ ] 양쪽 엉덩관절·무릎관절이 적당히 신장해 균형을 이루는 힘을 제공했는가?
- [ ] 다리가 들뜨거나 굽지 않았는가?
- [ ] 골반이 적절하게 들리는 것을 저해하지 않도록 엉덩관절은 굽혔는가?

육안으로 관찰하는 동작 분석 〈일어나기〉
팔에 의한 과잉 노력

POINT

- 일어나기 동작에 문제가 있는 환자는 정상적인 온 엘보 자세를 취하지 못한다.
- 팔의 힘만으로 상체를 일으키려고 하면 뒤로 밀려나고 만다.
- 편마비 환자는 어깨뼈 전방 돌출이 되지 않아 과잉 노력을 해야 일어날 수 있다.

팔이 과잉 노력을 한다

일어나기 동작에 장애가 있는 환자의 대다수는 한쪽 팔꿈치로 상체를 일으키지 못한다. 일어나기 동작을 분석할 때 온 엘보 자세를 가장 눈여겨 보아야 하는 이유가 이 때문이다. 한쪽 팔꿈치로 바닥을 짚고 상체를 일으키는 동작 중 임상에서 많이 관찰되는 일탈 소견을 바탕으로 추론해 본다.

가장 흔히 볼 수 있는 것은 팔의 힘만으로 상체를 일으키려고 과잉 노력하다가 뒤로 밀려나는 패턴이다. 어깨관절을 수평으로 벌리고 팔꿈치를 지점으로 하여 상체를 일으키려고 하다 위쪽 어깨관절이 역방향으로 움직이는 바람에 몸통의 회전에 제동이 걸려 밀려나는 것이다. 이 경우에는 대부분 몸통을 굴곡 회전하지 못하기 때문에 발생한다.

편마비 환자의 과잉 노력

뇌졸중으로 인한 편마비 환자도 일어나기 동작을 하는 데 팔의 과잉 노력이 동반한다. 신전 회전 패턴에서, 마비가 없는 쪽으로 일어나려고 하지만, 마비가 있는 쪽 넓은등근(광배근)이 긴장하기 때문에 마비된 쪽 팔이 후방으로 끌려가게 된다. 이 때문에 어깨뼈가 전방으로 돌출되지 않는데, 그 상태에서 일어나려고 하면 체축 안쪽돌림(내회전)이 저해되어 일어나는 데 과잉 노력을 동반하게 된다. 또한 이때 연합 반응도 불러일으켜 팔의 굽힘근(굴근)이 과도하게 긴장되기 때문에 팔은 더 끌려가게 된다.

메모

뇌졸중 편마비 환자의 과도한 일어나기 동작

체축 안쪽돌림이 저해된 상태에서 일어나려고 하면 과잉 노력을 동반한다. 그런데 연합 반응도 불러일으켜 팔의 굽힘근(굴근)이 과도하게 긴장하면 팔은 더욱 끌려가 버린다. 마비된 쪽 어깨뼈의 전방 돌출이 미흡한 상태에서 몸을 뒤집으며 그대로 일어나려고 과잉 노력을 한 결과, 체축 안쪽돌림이 저해되는 것이다.

몸통의 회전에 제동이 걸리는 다른 패턴

한쪽 팔꿈치로 바닥을 짚고 상체를 일으키는 타이밍이 너무 빨라도 몸통의 회전에 제동이 걸린다. 몸통이 충분히 회전되지 않은 상태에서 팔을 사용해 일어나려고 하면 위쪽 어깨관절이 회전과 반대 방향으로 움직여 버리기 때문이다.

일어나기 동작의 핵심 : 한쪽 팔꿈치로 상체를 일으키는 자세에 대한 과잉 노력

앞에서 설명했듯이 일어나기 동작에서 가장 많이 볼 수 있는 보상 동작은 팔의 힘만으로 상체를 일으키려고 과도하게 노력하는 것이다. 팔의 힘만으로 상체를 일으키려고 하면 팔꿈치를 지점으로 해서 상체를 일으키려고 하는 등의 과잉 노력을 하지만, 뒤로 밀려나기 때문에 일어나기 어렵다.

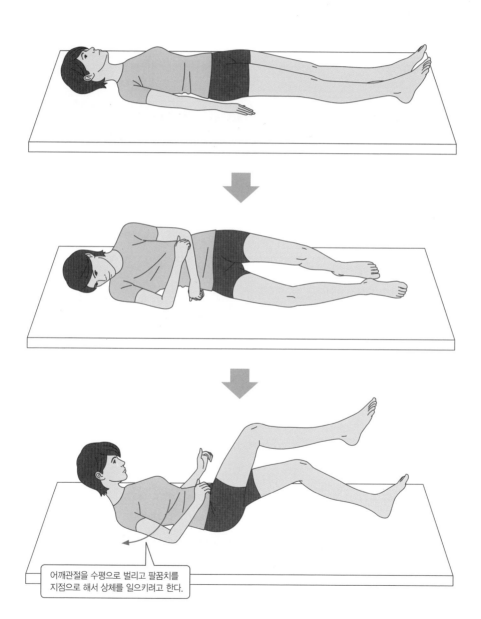

어깨관절을 수평으로 벌리고 팔꿈치를 지점으로 해서 상체를 일으키려고 한다.

91

육안으로 관찰하는 동작 분석 〈일어나기〉
난간 사용 / 균형추의 비활성화

POINT

- 난간에 의지하여 일어난다면 근력 저하나 관절의 가동범위 부족 등을 의심해 볼 수 있다.
- 편마비나 엉덩관절을 움직일 수 없는 경우에도 팔에 의지하여 일어난다.
- 다리의 균형추가 발휘되지 않는 경우에도 일어나지 못한다.

난간을 사용하여 일어나려고 한다

일어나기 동작을 할 때 침대 난간이나 가까운 지지물을 끌어당겨 상체를 일으키려는 동작도 종종 관찰할 수 있다. 몸통의 근력 저하와 엉덩관절의 가동범위 부족 등으로 일어나기 동작 제1단계~2단계에 필요한 회전력을 만들어 내지 못하기 때문이다. 그 원인은 다음과 같다.

1. 두경부의 운동을 조절할 수 없다.
2. 엉덩관절의 양측성 활동이 회전력을 창출하지 못한다.
3. 몸통의 굴곡 회전 운동이 일어나지 않는다.
4. 신체의 회전을 방해하는 체절이 있다.

뇌졸중 편마비 환자가 마비가 없는 쪽으로 일어나려고 하는 경우에도 마비가 있는 쪽이 신체의 회전을 방해하기 때문에 마비가 없는 쪽이 지지물을 당긴다. 넙다리뼈(대퇴골) 경부 골절 등으로 엉덩관절을 벌리거나 돌리지 못하는 환자도 한쪽 팔꿈치로 상체를 일으키지 못하기 때문에 지지물에 의지해 일어나려고 한다.

균형추를 잘 활용하지 못한다

한쪽 팔꿈치로 상체를 일으키려고 할 때 엉덩관절과 무릎관절이 동시에 구부러져서 다리의 균형추(카운터 웨이트)가 활성화되지 않는 경우가 있는데, 이때도 일어나지 못한다. 이 자세를 취하기 위한 과잉 노력으로 연합 반응이 일어나면서 무릎관절과 엉덩관절이 동시에 구부러지기 때문이다. 그 이유는 무릎관절과 엉덩관절이 동시에 수축해 상체 회전에 필요한 다리의 균형추를 얻지 못하기 때문이다.

키워드

균형추(카운터 웨이트)
어떤 동작을 수행할 때 운동에 참여하는 체절 이외의 체절을 목적 방향과 반대로 이동시켜 체절의 무게로 균형을 잡는 자세제어 방법을 말한다.

메모

팔에 의지하는 일어나기 동작
팔에 의지하여 일어나려는 동작은 편마비나 대퇴골 경부골절 환자에게서 볼 수 있다. 이 동작은 팔의 굽힘근(굴곡근)을 사용하기 때문에 체중을 지지하기 위해 팔을 뻗지 못한다. 이 때문에 비록 한쪽 팔꿈치로 상체를 일으켜 지지한다 해도 다음 4단계로 이행하지 못하기 때문에 일어나기 어렵다.

난간이나 지지물을 이용하려는 보상 동작의 원인

난간이나 지지물을 잡고 일어나려고 하는 보상 동작을 취하는 원인은 다음과 같다.

● 마비된 쪽이 동작에 참여하지 않아 신체의 회전을 방해하는 무게추로 작용해 버린다.

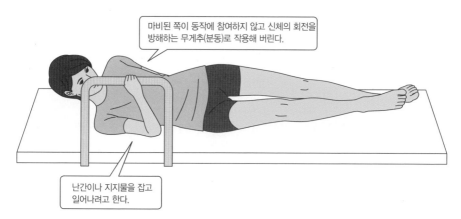

마비된 쪽이 동작에 참여하지 않고 신체의 회전을
방해하는 무게추(분동)로 작용해 버린다.

난간이나 지지물을 잡고
일어나려고 한다.

침대 난간이나 가까이에 있는 지지물을 잡아당겨 일어나려고 해도 마비 또는 근력 부족이 있는 쪽이 동작에
참여하지 않기 때문에 신체의 회전을 방해하는 무게추로 작용해 결과적으로 과잉 노력을 동반하게 된다.

● 마비된 쪽 엉덩관절이 외전해 버려 그 상태에서 움직이지 못한다.

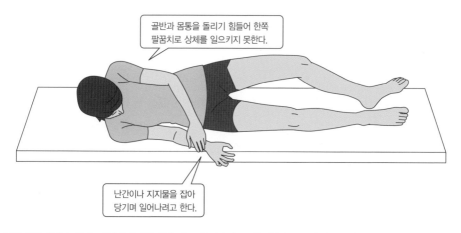

골반과 몸통을 돌리기 힘들어 한쪽
팔꿈치로 상체를 일으키지 못한다.

난간이나 지지물을 잡아
당기며 일어나려고 한다.

위쪽 엉덩관절이 외전·가쪽돌림(외회전)된 채로 움직이지 못하는 환자는 골반과 몸통을 돌리기 힘들어 한쪽 팔
꿈치로 상체를 일으키지 못한다. 이 때문에 팔로 난간이나 지지물을 잡아당기면서 일어나려고 한다.

육안으로 관찰하는 동작 분석 〈일어나기〉
손을 짚는 곳의 문제

● 손을 잘못 짚으면 일어나기가 어렵다.
● 위쪽 손을 짚고 양손으로 몸을 지탱하는 동작도 일어나기 어렵다.
● 팔로만 일어나려는 경우에 볼 수 있는 보상 동작이다.

바닥을 누르는 손의 위치

여기서 제시한 두 가지 예는 둘 다 일어날 때 짚는 손의 위치가 정상보다 머리 쪽(누운 자세에서는 다리 쪽에 대해)으로 멀리 떨어져 있다. 손을 멀리 짚으면 상체를 들어 올리는 거리는 짧아지지만, 한쪽 팔꿈치로 상체를 일으키는 자세(on elbow)에서 앉은 자세(좌위)가 되기까지의 거리는 길어진다.

하나는 팔을 짚는 위치가 머리 쪽에 지나치게 가까운 패턴이다. 이 패턴은 몸통의 굴곡 운동을 사용하지 않고 팔의 신전 활동만으로 몸통을 끌어올리려 하기 때문이라고 볼 수 있는데, 그 원인은 복사근이나 복직근의 근력 저하이다. 한쪽 팔꿈치로 상체를 일으키려고 할 때 팔꿈치를 머리 가까이에 두고 어깨관절을 바깥쪽으로 회전(가쪽돌림)하면 손은 팔꿈치보다 더 먼 위치에 있게 된다. 이래서는 한쪽 팔꿈치로 상체를 일으키는 자세(on elbow)에서 앉은 자세(좌위)로 넘어가려고 할 때 체중이 팔에 너무 많이 실려 손의 위치를 몸쪽으로 되돌리지 못해 앉을 수 없다. 이는 복사근·복직근이 약해진 환자에게서 볼 수 있는 전형적인 예인데, 옆으로 누운 자세(측와위)에 있다가 일어나는 사람의 경우에 관찰되기도 한다. 또 하나는 위쪽에 있는 팔로 바닥을 누르며 양손을 이용해 일어나는 패턴이다. 이 패턴은 팔의 힘만으로 무게중심을 이동시키기 때문에 나타난다고 볼 수 있다. 이러한 현상의 원인은 복근과 엉덩관절 주위 근육의 근력 저하이다. 위쪽 손으로 바닥을 누르며 일어나려고 하지만, 팔로 몸을 들어 올린 후 바로 아래쪽 손도 짚게 된다. 위치가 머리 쪽으로 떨어져 버리기 때문에 양손을 사용하여 일어날 수밖에 없게 되는 것이다.

키워드

복근군
복직근, 배바깥빗근(외복사근), 배속빗근(내복사근), 배가로근(복횡근)

엉덩관절 주위 근육
엉덩관절 주위에 분포하는 엉덩관절의 움직임에 관여하는 근육군을 말한다. 장요근, 봉공근, 모음근 등 크고 작은 것들이 있다.

메모

양손으로 일어나는 것이 왜 문제인가?
정상이라면 한쪽 팔꿈치로 상체를 일으킬 수 있으므로 아래쪽에 있는 팔이 기저면이 된다. 이 경우에는 위쪽에 있는 팔이 바닥을 짚지 않는다.

머리 쪽, 다리 쪽
바로 누운 자세(앙와위)에서 보면, 허리부터 위, 즉 상체를 머리 쪽, 하체를 다리 쪽이라고 한다. 정상적인 일어나기 동작을 떠올리면 이해하기 쉽다. 팔꿈치를 짚는 위치가 자연스럽다면 몸쪽 주위가 된다.

손을 짚는 위치가 위쪽으로 너무 많이 가 있는 패턴

팔꿈치를 머리 쪽으로, 즉 정상 패턴보다 멀리(위) 두면 바닥을 누르는 손이 위쪽으로 지나치게 가까이 가게 된다. 몸쪽으로 되돌리려고 해도 불가능하므로 한쪽 팔꿈치로 상체를 일으켜 세우지 못한다.

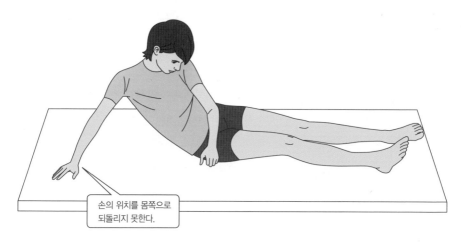

손의 위치를 몸쪽으로 되돌리지 못한다.

한쪽 팔꿈치로 상체를 일으키기는 하지만 일어나 앉지 못하는 상태

정상적인 일어나기 동작과는 반대의 손을 짚어 버리는 패턴

위쪽 손(즉, 몸을 오른쪽으로 기울여 일어나려고 하는 경우에는 왼손)으로 바닥을 눌러 몸을 들어 올린다. 바로 아래쪽 팔(오른쪽으로 기울어 일어나려고 하는 경우는 오른손)로 지지하려 하지만, 손을 짚는 위치가 몸에서 멀기 때문에 한쪽 팔꿈치로 상체를 일으키지 못한다.

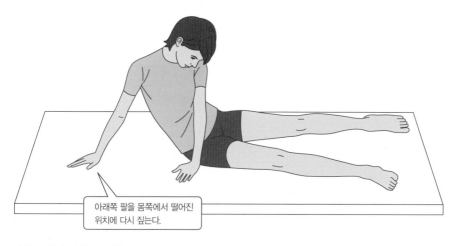

아래쪽 팔을 몸쪽에서 떨어진 위치에 다시 짚는다.

두 손을 사용해 일어나지 않을 수 없다.

육안으로 관찰하는 동작 분석 〈일어나기〉

아래쪽 팔로 체중을 지탱하지 못한다

POINT

- 한쪽 팔꿈치로 상체를 일으키기 위해서는 어깨뼈와 가슴우리의 안정성이 요구된다.
- 위팔뼈 위에서 어깨뼈가 불안정하면 한쪽 팔꿈치로 상체를 일으키는 자세가 흐트러진다.
- 가슴우리의 안정성이 떨어지면 아래쪽 팔로 체중을 지탱할 수 없다.

아래팔이 체중을 지탱하지 못해 자세가 흐트러진다

한쪽 팔꿈치로 상체를 일으키는 자세(on elbow)는 어깨뼈가 안정되어 있어야 가능하다. 위팔뼈 위에 안정된 상태여야 하는 것이다. 이 자세가 안 되면 한쪽 팔꿈치로 상체의 중량을 지탱할 수 없어 어깨가 굴곡내전 또는 폄(신전)을 하는데, 그러면 자세를 유지하지 못하고 무너진다.

어깨가 굴곡내전하면 팔꿈치로 상체의 중량을 지탱하는 자세가 무너지는 까닭은 어깨뼈가 위팔뼈 위에서 안정화되지 않았기 때문이다. 안정화되지 않은 원인으로는 가시위근, 가시아래근, 소원근, 어깨밑근의 기능부전을 들 수 있다.

위팔뼈머리가 앞으로 돌출하고 어깨가 펴져 한쪽 팔꿈치로 상체를 일으키지 못하고 무너지는 패턴은 어깨뼈가 위팔뼈 위에 안정되어 있지 않았기 때문이다. 그 원인은 어깨밑근의 기능부전이다.

어깨뼈에 대한 가슴우리의 안정성 결여

어깨뼈에 대한 가슴우리(흉곽)의 안정성이 떨어지는 경우에도 아래팔로 체중을 지지하기 어렵다. 이 경우에는 능형근, 등세모근(승모근), 앞톱니근(전거근)의 기능부전을 의심할 수 있다.

또한 등뼈(흉추)의 회전 가동성에 제한이 있어도 어깨가슴관절(견갑흉곽관절)을 과도하게 움직여 보완하기도 한다. 어깨가슴관절이 고정되지 않으면 가슴우리(흉곽)를 충분히 회전하지 못하기 때문에 팔이 만드는 기저면 안에 무게중심을 이동시키지 못할 수 있다.

키워드

가시위근(극상근)
어깨뼈 극상와와 위팔뼈를 연결하는 근육을 말한다. 팔의 벌림(외전)에 관여한다.

소원근
어깨뼈와 위팔뼈를 연결하는 근육을 말한다. 위팔(상완)의 가쪽돌림(외회전)에 관여한다.

어깨밑근(견갑하근)
어깨뼈 전면과 위팔뼈를 연결하는 근육을 말한다. 위팔의 안쪽돌림(내회전)에 관여한다.

메모

어깨뼈에 대한 가슴우리(흉곽)의 안정성이 떨어지는 경우의 또 다른 패턴
이 패턴의 경우, 한쪽 팔꿈치로 상체를 일으키는 자세(on elbow)를 취할 때 어깨뼈 안쪽 가장자리가 가슴우리(흉곽)에서 떠 보일 수 있다. 이 경우에는 능형근, 등세모근(승모근), 앞톱니근(전거근)의 기능부전이나 등뼈(흉추)의 회전 가동성 저하를 의심해 볼 수 있다.

왜 몸의 무게중심을 옮기지 못하는가?

팔꿈치 관절 부근에 의존하여 체중을 지지하면 자연스럽게 수근부(손바닥 아랫부분)로 전환하기가 힘들다. 그래서 몸통을 과도하게 굽혀(엉덩관절은 불충분하게 굽힌다) 몸통을 어떻게든 들어 올린다.

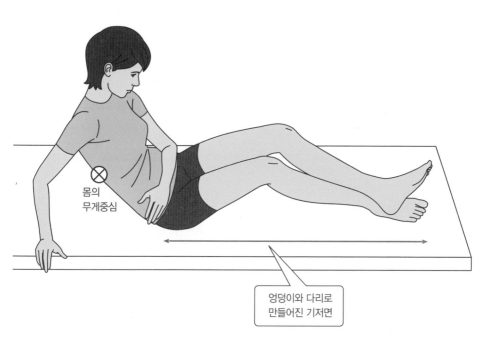

몸의
무게중심

엉덩이와 다리로
만들어진 기저면

이렇게 하는 경우에는 엉덩이와 다리로 만드는 기저면 위로 몸의 무게중심을 옮기지 못하므로 완전히 일어나기 어렵다. 위 그림과 같이 몸의 무게중심이 배후에 있을 때 팔의 버팀목이 없으면 뒤로 넘어가고 만다.

---

column | **높이 조절이 가능한 침대의 역사**

뒤집기 동작이나 일어나기 동작에 문제가 있는 사람도 작업치료를 받으면 일상생활을 정상적으로 할 수 있다. 그러므로 긍정적인 자세로 작업치료에 임해야 하겠지만, 좀처럼 뜻대로 되지 않는 사람이 있는 것도 사실이다. 이런 사람에게 높이를 조절할 수 있는 침대(개치 베드, 침대의 높이를 전체적으로 머리와 발 방향의 높이를 별도로 조절할 수 있게 만든 침대)는 고마운 존재이다. 이 기능을 갖춘 의료용 침대는 1909년 미국 존스홉킨스대학병원 외과의사 윌리스 개치(Willis Gatch)가 수동 크랭크(Crank) 식을 고안해 만든 것으로 알려져 있다. 의료용 침대가 일본에 들어온 것은 전후이지만, 1950년대에는 국산화되었고 1960년대 초에는 전동 장치를 이용해 높이를 조절하는 모델이 등장했다. 나중에 간병에 응용되어 재택 간병용이 세상에 나온 것은 1980년대 중반이다. 현재는 다양한 기능을 갖춘 하이테크 제품도 등장했다.

재활의 평가지표 'FIM'

재활에는 '결과'가 요구된다. 환자의 생활상의 불편 경감, 즉 일상생활 수행 능력(Activities of Daily Living, ADL) 향상이라는 목표가 있는 이상 당연하다. 물론 개인차가 있어 모든 일이 계획대로 진행되는 것은 아니지만, 진행되는 대로 그냥 맡길 수도 없다. 재활 치료자는 환자의 상태를 보면서 재활 프로그램을 조정하고 지도해 나가야만 한다.

일본에서는 진료비를 산정할 때도 '얼마나 개선되었는지' 확실하게 따진다. 예를 들어 '회복기 재활 병동 입원료'를 대상 환자(뇌혈관 질환이나 대퇴골 경부골절 등의 환자)로 산정하려면 퇴원 시 운동 기능이 입원 당시에 비해 얼마나 개선됐는지 평가하고 숫자로 표시해야 한다.

이때 사용되는 것이 기능적 자립도 평가법(Functional Independence Measure, FIM)이다. FIM은 1990년 미국에서 개발된 기능과 관련한 자립도 평가 지표로, 의사소통과 사회 인지를 포함한 18가지 특정한 일상생활의 자립도를 평가한다. 이는 13가지 운동 항목과 다섯 가지 인지 항목으로 이루어져 있는데, 각각 1점(전체 보조)에서 7점(완전 자립)으로 평가한다. 운동 항목 내역은 이동 2항목, 갈아타기 3항목, 배설 2항목, 셀프케어 6항목이며, 각각 실생활에 필요한 구체적인 동작, 예를 들어 이동의 2항목은 '계단', '걷기·휠체어'로 평가하는 것이 특색이다. 이 때문에 훈련 과제를 마친다 해도 실생활을 가정한 상황에 지장이 있으면 득점이 낮다.

기능적 자립도 평가법(FIM)의 지식과 평가 실기는 물리치료사나 작업치료사에게 필수적이다. FIM은 국가 시험에도 출제되므로 물리치료사나 작업치료사를 목표로 한다면 반드시 이해해 두어야 한다.

5장

일어서기·앉기
동작의 분석

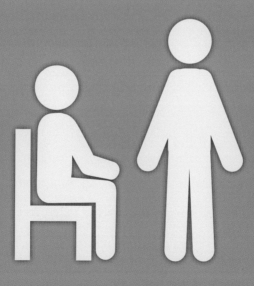

기본 동작 〈일어서기·앉기〉의 개요
일어서기·앉기 동작의 운동 패턴 ①

POINT
- '일어서기'와 '앉기'는 일상생활의 기본 동작이다.
- 자세나 무게중심 제어가 필요해 동작의 난도가 높다.
- 기저면이 양 발바닥 면과 둔부+양 발바닥 면과의 사이에서 바뀐다.

일어서기·앉기는 일상생활의 기본 동작

'일어서기(기립)'는 의자에 앉은 자세에서 일어서는 동작, 즉 앉은 자세(좌위)에서 선 자세(입위)로 바뀌는 것을 말하고 '앉기(착좌)'는 선 자세에서 의자 등에 앉는 동작, 즉 선 자세에서 앉은 자세로 바뀌는 것을 말한다. 선 자세와 앉은 자세는 침대에서 일어나거나 일하기 위해 의자에 앉는 등 우리 일상생활의 모든 상황에서 이루어지는 기본 동작이다. 따라서 앉고 서기를 자력으로 원활하게 하느냐 하지 못하느냐는 일상생활의 범위나 질을 크게 좌우한다.

기저면과 무게중심 이동

선 자세(입위)와 앉은 자세(좌위)는 기본 동작이지만, 자세 제어의 관점에서는 난도가 높은 동작이다.

① 기저면이 바뀐다.

② 몸의 무게중심을 앞뒤, 위아래로 이동시킬 필요가 있는데, 이 두 가지 특징이 동작의 난도를 높게 만든다.

동작의 난도는 스쿼트 동작과 비교하면 잘 알 수 있다. 스쿼트 동작에서는 기저면이 양발로 만드는 면 그대로 일정하고 그 안에서만 몸의 무게중심이 오르내리기 때문에 비교적 안정적이다. 반면, 앉기 동작을 할 때는 '엉덩이 + 양 발바닥'으로 만드는 넓은 기저면에 몸의 무게중심선이 들어가도록 제어하고 일어서기 동작을 할 때는 양발로 만드는 좁은 기저면 안에 몸의 무게중심선이 들어가도록 제어해야 한다. 이런 식으로 기저면이 바뀌기 때문에 스쿼트 동작은 잘하는데 앉고 일어서는 동작은 하지 못하는 사람이 존재한다.

 키워드

기립
일어서는 동작을 말한다. 일반적으로 의자 등에 앉은 자세에서 일어서는 것을 말한다.

착좌
선 자세에서 의자 등에 앉는 동작을 말한다.

 메모

스쿼트
일어서기·앉기와 유사한 동작이지만, 무게중심 제어가 다르다. 항상 어깨너비만큼 다리를 벌려 그 사이를 기저면으로 만들고 무게중심을 위아래 방향으로 이동할 뿐, 수평 방향으로는 이동하지 않는다.

일어서기 · 앉기 동작의 기저면과 무게중심의 변화

일어서기·앉기는 기저면과 무게중심의 변화를 동반하는 동작이다. 각 움직임에 따른 특성은 다음과 같다.

● 일어서는 동작의 특성 ●

앉은 자세(좌위)에서 선 자세(입위)로 이동한다. 앉은 자세에서는 기저면이 엉덩이와 양 발바닥을 둘러싼 면이므로 넓고 안정적이다. 그런데 일어서기 위해 앉은 자리에서 엉덩이를 들면 기저면이 양 발바닥을 둘러싼 면으로 좁아지고 몸의 무게중심선도 그 좁은 범위로 이동해야 한다.

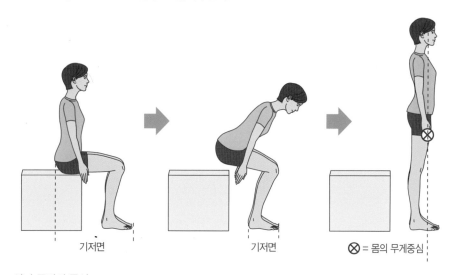

기저면　　　기저면　　　⊗ = 몸의 무게중심

● 앉기 동작의 특성 ●

앉기 동작에서는 몸의 무게중심을 내리면서 후방으로 이동해야 한다. 기저면은 자리에 앉을 때까지 넓어지지 않고 좁은 상태 그대로이다.

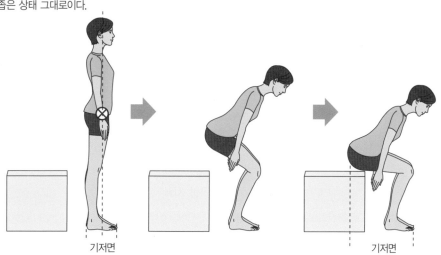

기저면　　　　　　　　기저면

103

기본 동작 〈일어서기·앉기〉의 개요

일어서기·앉기 동작의 운동 패턴 ②

POINT

- 몸통을 충분히 앞쪽으로 기울이면서 일어서는 동작을 '안정화 전략'이라고 한다.
- 기세를 몰아 일어서는 동작을 '운동량 전략'이라고 한다.
- 앉기 동작에서는 무게중심의 하강과 후방 이동이 조화를 이루어야 한다.

일어서는 동작의 운동 패턴과 보편적 특성

정상인의 일어서기 동작은 다음과 같은 두 가지 패턴이 존재한다. 하나는 안정화 전략, 또 하나는 운동량 전략이라고 불리는 패턴이다. 안정화 전략은 앉은 상태에서 상체를 크게 앞으로 기울여 몸의 무게중심선을 양 발바닥으로 만드는 좁은 기저면으로 미리 이동한 다음 천천히 일어서는 방법이다.

운동량 전략은 기세를 몰아 단숨에 일어서는 방법이다. 운동량 전략으로 일어설 때, 엉덩이가 자리를 뜨는 순간에는 몸의 무게중심이 아직 두 발로 만드는 기저면 안에 두지 않아도 균형을 잃거나 뒤로 넘어지지 않는다. 가속이 붙었기 때문이다. 상체를 크게 앞으로 기울일 필요가 없는 것도 특징이다.

고령자는 난간을 잡고 몸을 끌어올리며 일어서는 일이 많다. 그 이유는 상체를 앞쪽으로 기울여 무게중심을 앞으로 옮기는 동작 메커니즘이 불가능하고 가속을 붙이지도 못하기 때문에 엉덩이가 자리에서 떴을 때 뒤로 넘어지는 것을 막기 위해서이다.

앉기 동작의 운동 패턴과 보편적 특성

한편, 앉기 동작을 할 때는 무게중심의 하방 이동과 후방 이동을 잘 조절해야 한다. 양 발바닥으로 만드는 기저면에 무게중심선을 두면서 무릎을 굽혀 무게중심을 낮추면서 엉덩이를 후방으로 이동한 다음 엉덩이가 자리에 닿는 시점에 무게중심을 선 자세의 상체보다 후방(엉덩이와 양 발바닥으로 둘러싸인 기저면 사이)까지 이동시킨다.

 키워드

안정화 전략(Stabilization Strategy)
무게중심을 양 발바닥으로 만드는 기저면에 두고 일어서는 안정적인 전략을 말한다. '힘 제어 전략(Force Control Strategy)'이라고도 한다.

운동량 전략(Momentum Strategy)
무게중심을 양 발바닥으로 만드는 기저면에 두기 전에 엉덩이를 들어 일어서는 전략을 말한다. 보통 건강한 어른이 취하는 방식이다.

발등굽힘(배굴)
손이나 손가락 또는 발이나 발가락을 손등이나 발등 쪽으로 굽히는 일을 말한다.

일어서기 동작의 두 가지 전략

동작 분석의 토대가 되는 생체역학(바이오메카닉스)을 이해하기 위해서는 우선 다음과 같은 다섯 가지 기초를 파악해 두어야 한다.

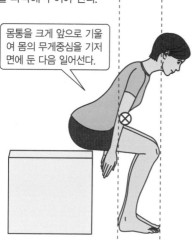

몸통을 크게 앞으로 기울여 몸의 무게중심을 기저면에 둔 다음 일어선다.

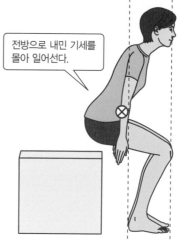

전방으로 내민 기세를 몰아 일어선다.

안정화 전략
(Stabilization Strategy)

몸통을 충분히 앞으로 기울이고 몸의 무게중심이 양 발바닥으로 만드는 기저면에 들어간 후 엉덩이를 드는 전략

운동량 전략
(Momentum Strategy)

몸통을 앞쪽으로 많이 기울이지 않고 기세를 몰아 일어선다. 엉덩이를 들 때는 몸의 무게중심이 양 발바닥으로 만드는 기저면에 들어가 있지 않다.

앉기 동작 시의 무게중심 이동

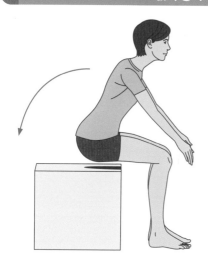

● 무게중심이 뒤로 너무 많이 갔을 경우
엉덩이를 내려놓을 때 몸의 무게중심이 뒤로 너무 많이 쏠려 있으면 뒤로 넘어져 버린다.

기본 동작 〈일어서기·앉기〉의 개요
일어서기 동작의 시퀀스

POINT

- 일어서는 동작은 크게 3단계로 나뉜다.
- 제1단계는 무게중심 전방 이동기, 2단계는 엉덩이 들기, 3단계는 무게중심 상방 이동기이다.
- 3단계에 걸쳐 신체 각 관절의 폄(신전)과 발등굽힘이 동시에 기능적으로 일어난다.

일어서기 동작의 3단계

일어서는 동작은 크게 3단계로 나눌 수 있다.

[제1단계] 무게중심 전방 이동기

제1단계는 앉은 자세에서 엉덩관절이 구부러지면서(굴곡) 골반이 앞쪽으로 기울어지고(전경) 몸통도 앞쪽으로 기울어져 몸의 무게중심이 앞으로 이동해 나갈 때까지를 가리킨다. 엉덩관절은 머리가 발가락보다 약간 앞으로 나올 때까지 구부리게 된다.

[제2단계] 엉덩이가 자리에서 떨어지는 시기

제2단계는 몸의 무게중심이 더 앞으로 이동하고 엉덩이가 자리에서 떨어지는 순간까지를 가리킨다. 무릎은 약간 앞으로 나오고 종아리(하퇴)는 앞쪽으로 기울어 일어서기에 가장 적합한 경사 각도가 된다. 이어서 엉덩관절의 굽힘(굴곡)이 멈추는 타이밍에 무릎관절의 폄(신전)이 일어나 엉덩이가 자리에서 떨어진다. 이때 발목관절의 발등굽힘(배굴) 각도는 최대가 된다.

[제3단계] 무게중심 상방 이동기

제3단계는 엉덩이가 자리에서 떨어지고 나서 몸의 무게중심이 양 발바닥으로 만드는 기저면에 들어가기까지를 말한다. 그러면 먼저 엉덩관절이 펴지기 시작하고 이어서 무릎관절이 서서히 펴진다. 머리와 엉덩이의 체절 부위는 동시에 무게중심선에 접근하면서 몸의 무게중심이 위쪽으로 이동하게 된다. 발관절은 무게중심선이 양 발바닥으로 만드는 기저면에서 벗어나지 않도록 조정하면서 발바닥 쪽으로 굽혀 나간다. 이렇게 해서 결국 일어서게 된다.

키워드

종아리(하퇴)
무릎과 발목 사이의 뒤쪽 근육 부분을 말한다.

메모

안정화 전략과 운동량 전략의 혼합형도 있다
보통 정상인은 상황에 맞게 여러 가지 방법으로 일어서므로 안정화 전략과 운동량 전략의 혼합형이라고도 할 수 있다.

일어서기 동작의 제1단계~제3단계

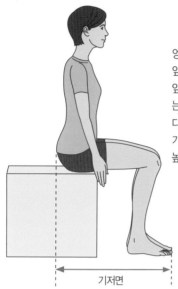

● 제1단계 ●

엉덩관절을 굽히면(굴곡) 몸통이
앞쪽으로 기울면서 무게중심이
앞으로 이동한다. 제1단계의 끝에
는 다음 단계의 하중에 비해 넙
다리네갈래근(대퇴사두근)과 큰볼
기근(대둔근), 햄스트링의 긴장이
높아진다.

기저면

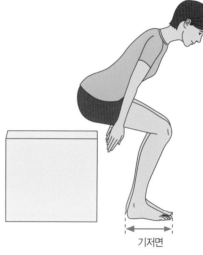

기저면

● 제2단계 ●

발관절이 최대로 발등굽힘(배굴)
하고 종아리가 일어서기에 가장
적합한 각도로 앞쪽으로 기운다.
엉덩이는 의자에서 떨어진다.

⊗ = 몸의 무게중심

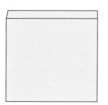

● 제3단계 ●

엉덩이가 자리에서 떨어지고 무게
중심선이 양 발바닥으로 만드는
기저면으로 들어가면서 무릎관절
이 펴져 무게중심이 올라간다.

107

기본 동작 〈일어서기 · 앉기〉의 개요
앉기 동작의 시퀀스

- 앉기 동작도 일어서는 동작과 마찬가지로 3단계로 나뉜다.
- 제2단계는 동작 메커니즘이 복잡하게 조합된다.
- 제3단계에서 안정되는 이유는 기저면이 넓어지기 때문이다.

앉기 동작의 3단계

앉기 시퀀스도 일어서는 동작과 마찬가지로 제1단계부터 제3단계까지 세 동작 메커니즘으로 나눌 수 있다.

[제1단계] 무게중심 전방 이동기

먼저 발목관절이 발등 쪽으로 약간 굽고 그에 동조하여 골반이 뒤로 기울어지기 시작한다. 이때 넙다리(대퇴)는 연직위 상태로 유지되고 무릎은 앞으로 나오면서 약간 굽는다. 종아리(하퇴)는 앞쪽으로 경사지고 몸의 무게중심은 약간 앞으로 이동한다. 무릎관절이 구부러지기 시작하면 골반이 앞쪽으로 기울어지면서 엉덩관절 굽힘(굴곡)이 시작된다.

[제2단계] 몸의 무게중심 하강기

엉덩관절을 굽히며 몸통을 앞쪽으로 기울이는 동시에 무릎관절을 굽혀 몸의 무게중심을 내린다. 발관절은 무게중심 하강기 전반에는 발등 쪽으로 굽지만, 서서히 발등굽힘(배굴)이 멈추고 넙다리(대퇴)의 전경 각도를 유지하게 된다. 그러면 몸의 무게중심이 후방으로 이동하기 시작하고 이윽고 엉덩이가 자리에 닿는다. 이때 엉덩관절의 굽힘(굴곡)과 몸통의 전경 각도가 최대가 된다.

[제3단계] 앉은 자세 완성기

엉덩이의 좌골결절이 자리에 닿으면 골반이 뒤로 기울고 몸통이 연직위로 복원된다. 이 과정에서 처음에는 하중이 양발로 만드는 기저면과 엉덩이의 기저면으로 분배되지만, 점차 엉덩이 쪽으로 옮겨가다가 마지막에는 다리가 하중으로부터 해방된다.

 키워드

넙다리(대퇴)
엉덩관절부터 무릎관절까지의 부분을 말한다.

좌골결절
좌골(골반)을 이루는 좌우 한 쌍의 뼈 아래로 돌출된 부분을 말한다. 앉을 때 자리에 닿는 곳이다.

연직위
연직은 추를 실로 매달았을 때 실의 방향을 말하고 연직위는 신체 부위가 수직으로 위치한 상태를 말한다.

하중
어떤 부위에 무게가 실리는 것 또는 그 무게를 말한다.

앉기 동작의 제1단계~제3단계

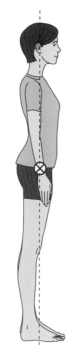

● 1단계 ●

골반이 약간 뒤로 기울고 발관절
이 발등쪽으로 구부러지고(배굴)
무릎관절이 앞으로 나와 엉덩관
절과 함께 구부러지기 시작한다.

⊗ = 몸의 무게중심

● 제2단계 ●

골반과 함께 몸통이 앞쪽으로 기
울고 엉덩관절과 무릎관절이 굽으
며 발관절이 발등 쪽으로 굽으면
서 무게중심이 하강한다. 서서히
발관절의 발등굽힘(배굴)이 멈추
고 무게중심이 뒤로 이동하기 시
작한다.

기저면

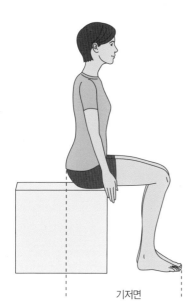

● 제3단계 ●

좌골결절이 자리에 닿은 후 골반
이 뒤로 기울며 몸통이 연직위로
복원되면서 안정적인 자세(좌위)
가 된다.

기저면

109

〈일어서기〉 동작을 가능하게 하는 메커니즘

일어서기 동작의 두 가지 포인트

POINT

- 일어서기 위해서는 무게중심을 앞으로 가속할 필요가 있다.
- 몸의 무게중심의 전방 가속은 골반이 회전하는 힘 때문에 만들어진다.
- 척추는 일어서기 동작의 전반에 중립위로 정렬된다.

엉덩관절 굴곡과 골반 전경이 포인트

앉은 자세(좌위)에서 일어서려면 몸의 무게중심이 앞으로 가속해야 한다. 그 운동은 엉덩관절이 굽고 골반이 앞쪽으로 기울면서 생긴다.

안정적으로 앉아 있을 때는 골반이 뒤로 기울어 있다. 그 자세에서 일어서려고 하면 먼저 약간 골반이 앞쪽으로 기울어 좌골결절로 체중을 지탱하게 된다. 이 상태에서 엉덩관절이 굽으면서 골반이 앞쪽으로 기울어지면 좌골결절이 뒤로 이동하게 된다. 좌골결절은 지면반력 작용점이 되는데, 이것이 후방으로 이동하면서 그 위에 실리는 몸통이 앞쪽으로 기울면 가속이 붙는다. 또한 좌골결절이 후방으로 이동할 때 이동하면서 자리를 후방으로 밀면 몸의 무게중심의 전방 이동도 가속화된다.

척추는 중립위로 정렬된다

몸통이 앞쪽으로 기울어져 몸의 무게중심이 앞으로 이동하는 과정에서 척추는 크게 굽거나 펴지지 않고 중립위로 유지해야 한다. 만일 척추가 굽어 몸통이 앞쪽으로 기운 경우에는 등이 둥글어지고 골반이 뒤로 기울어 몸의 무게중심이 앞으로 이동하는 것을 방해한다. 엉덩관절이 굽었을 때만 몸통이 앞쪽으로 기울어지는데, 척추는 주로 요부 다열근이 긴장할 때 중립위로 유지된다.

가속을 붙여 힘 있게 일어서는 경우에는 골반이 먼저 뒤로 기울고 나서 그 반동으로 앞쪽으로 기울게 된다. 하지만 이 경우, 골반의 후경은 다열근과 장요근에 의해 조절되어 후방으로 무너지는 듯한 자세가 되지 않는다.

 키워드

다열근

척추 뒤쪽 양쪽에 붙는 작은 근육을 말한다. 엉치뼈(천골)의 후면 허리뼈(요추), 등뼈(흉추), 목뼈의 횡돌기 등에서 시작하여 여러 개의 극돌기에 붙는다.

장요근

장골에서 시작하는 장골근과 허리뼈(요추) 등에서 시작하는 큰허리근(대요근)을 통틀어 이르는 말이다. 2개는 합류해 넙다리뼈(대퇴골)에서 정지한다.

중립위

근력을 사용하지 않은 상태를 말한다. 관절이나 척추 등을 굽히거나 펴지 않은 상태를 '중립위'라고 한다.

골반의 전경과 좌골결절의 후방 이동

좌골결절의 이동이 무게중심의 전방 이동을 촉진한다. 골반이 앞쪽으로 기울면 좌골결절은 후방으로 이동하고 골반 위에 올라 있는 몸통은 앞으로 넘어진다. 또한 좌골결절이 자리를 후방으로 밀기 때문에 몸의 무게중심은 앞으로 이동한다.

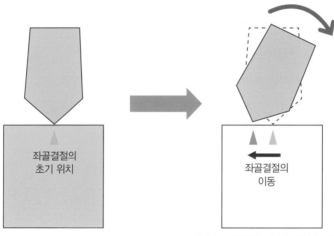

좌골결절의
초기 위치

좌골결절의
이동

일어서는 동작의 제1단계에서는 골반이 회전하는 힘에 의해 몸의 무게중심이 전방으로 가속된다.

척추는 중립위로 유지되어야 한다

몸통이 앞쪽으로 기울어질 때 척추는 중립위로 유지되어야 한다. 만일, 척추가 굽고 등이 둥글어지면 골반이 뒤로 기울어 몸의 무게중심이 앞으로 이동하기 어려워진다.

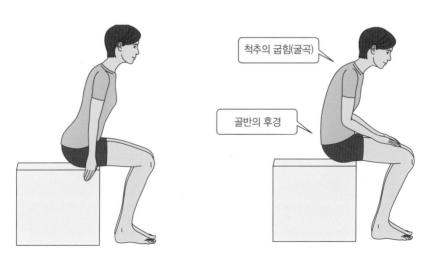

척추의 굽힘(굴곡)

골반의 후경

〈일어서기〉 동작을 가능하게 하는 메커니즘
의자에서 엉덩이를 들 때의 포인트 ①

- 넘어지지 않으려면 의자에서 엉덩이를 뗄 때 하퇴가 전경위여야 한다.
- 앞정강근이 긴장하면 지면반력의 작용점이 발뒤꿈치에 놓여 넘어지는 것을 막는다.
- 앞정강근은 하퇴와 무릎을 앞으로 당겨 무게중심의 전방 이동을 돕는다.

하퇴는 앞쪽으로 기울어진 채로 고정된다

엉덩이를 자리에서 떼는 순간, 기저면은 양 발바닥으로 만드는 면이 되고 몸의 무게중심은 기저면보다 뒤에 있게 된다. 이 상태에서 무게중심이 똑바로 상승하면 뒤로 쓰러져 버리기 때문에 무게중심은 상승과 동시에 전방으로 가속해야 한다.

무게중심은 무릎관절을 펴야 상승하지만, 하퇴가 고정되지 않은 상태에서 펴게 되면 넙다리뿐 아니라 하퇴도 회전하여 몸이 후방으로 쓰러지게 된다. 반면, 앞정강근(전경골근)이 작용해 하퇴가 앞쪽으로 기울어진 채로 있으면 무릎관절을 지점으로 하여 넙다리만 회전할 수 있으므로 몸의 무게중심을 앞으로 이동할 수 있다.

지면반력의 작용점을 발뒤꿈치에 놓는다

엉덩이를 들 때 몸의 무게중심이 지면반력의 작용점보다 뒤에 있다면 후방에 대한 회전력을 받아 몸이 넘어져 버린다. 하지만 이때 앞정강근(전경골근)이 긴장하면 발관절이 발등 쪽으로 굽어 발뒤꿈치가 바닥에 확실히 붙는다. 그러면 뒤꿈치의 지면반력의 작용점과 무게중심이 가까워지기 때문에 몸에 가해지는 후방에 대한 회전력을 줄일 수 있다. 이와 반대로 종아리세갈래근(하퇴삼두근)이 긴장하면 발관절이 발바닥 쪽으로 굽어 발가락 끝이 지면에 닿기 때문에 지면반력의 작용점인 발끝과 무게중심이 멀어져 엉덩이를 의자에서 떼는 동시에 후방으로 넘어가 버린다.

앞정강근의 긴장은 엉덩이를 들 때 종아리와 무릎을 앞으로 당기고 무게중심을 전방 기저면으로 이동시키는 것을 돕는 작용도 한다.

🔒 키워드

앞정강근(전경골근)
종아리 앞 칸의 안쪽에 있는 근육을 말한다. 정강뼈와 뼈사이막의 윗부분에서 일어나 안쪽 쐐기뼈와 첫째 발허리뼈 바닥으로 붙는다. 발의 발등굽힘과 안쪽번짐에 관여한다.

**종아리세갈래근
(하퇴삼두근)**
3개의 갈래(근두)가 있는 힘줄로, 2개의 갈래(근두)로 이루어진 장딴지근(비복근)은 넙다리뼈, 나머지 1개의 가자미근은 비골과 정강이뼈의 후면에서 시작하고 합류하여 아킬레스건이 되어 발꿈치뼈에 정지한다. 발관절의 발바닥쪽굽힘(저굴) 작용에 관여한다.

〈일어서기〉 엉덩이를 들 때 무슨 일이 일어나는가? ①

엉덩이를 들고 자리에서 일어설 때 중요한 것은 앞정강근(전경골근)이다. 앞정강근이 종아리, 즉 무릎에서 아래 위치를 전방 경사 상태로 만들어 동작 중의 무게중심과 지면반력 작용점의 거리를 유지한다. 이때 몸의 무게중심과 지면반력 작용점의 거리가 멀면 인체가 후방으로 회전하는 힘도 커진다. 이 때문에 뒤로 넘어지거나 엉덩방아를 찧게 된다.

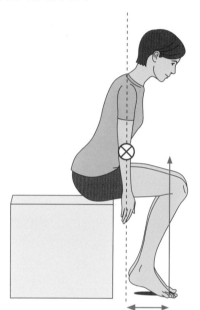

● **종아리세갈래근이 긴장하는 패턴**
발끝이 지면반력의 작용점이 되어 무게중심에서 멀어진다. = 인체가 후방으로 회전하는 힘이 크다.

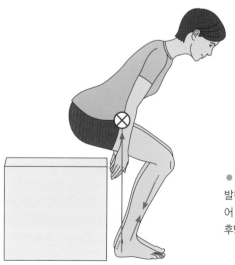

● **앞정강근이 긴장하는 패턴**
발뒤꿈치가 지면반력의 작용점이 되어 무게중심에 가까워진다. = 인체가 후방으로 회전하는 힘이 작다.

의자에서 엉덩이를 들 때의 포인트 ②

- 굽히던 중인 엉덩관절에 제동이 걸리면 넙다리가 회전하여 엉덩이가 들린다.
- 엉덩관절굽힘(굴곡)에 급제동을 거는 것은 큰볼기근이다.
- 엉덩관절이 고정되면 몸통에 걸리는 관성이 무릎관절의 신전에 작용한다.

엉덩관절굽힘(굴곡)에 제동이 걸리면 넙다리뼈가 회전한다

엉덩이를 든 후 일어서는 과정에서 몸의 무게중심이 상승하는 동시에 전방으로 이동해야 한다. 이 운동은 주로 무릎관절 폄(신전)에 의해 일어나는데, 이때 인체가 뒤로 넘어가지 않으려면 넙다리만 회전해야 한다. 그 메커니즘 중 하나는 앞서 설명한 앞정강근 긴장(→P.112 참조)인데, 다른 하나는 큰볼기근(대둔근) 수축에 의한 엉덩관절 굽힘(굴곡)의 급제동이 필요하다.

일어서기 동작을 할 때 안정적으로 자리에 앉은 자세로부터 엉덩이를 들 때까지(1단계)는 엉덩관절을 굽혀야 몸통이 앞쪽으로 기울어진다. 그리고 엉덩이를 들기 직전에 큰볼기근이 수축해야 엉덩관절 굽힘(굴곡)에 급제동이 걸린다. 이렇게 해야 관절이 고정된다. 그런데 몸통에는 이때까지의 움직임으로 생긴 전방에 대한 힘이 관성으로 계속 작용하게 된다. 이 몸통의 전방에 대한 관성과 엉덩관절의 고정이 넙다리의 회전과 무릎관절의 폄(신전)을 만드는 것이다.

종아리의 고정을 돕는 종아리세갈래근

앞에서는 엉덩이를 들 때 몸의 무게중심과 지면반력의 작용점이 가까워지도록 앞정강근의 긴장이 필요하다고 설명했다. 하지만 엉덩관절굽힘(굴곡)에 제동이 걸려 엉덩이가 들릴 때는 앞정강근뿐 아니라 그 대항근(길항근)인 종아리세갈래근(특히, 가자미근)도 지지해 주어야 한다.

키워드

제동
움직임을 억제하고 멈추는 작용을 말한다.

관성
사물이 어떤 운동을 하고 있을 때 외부에서 힘을 가하지 않는 한 변하지 않는다는 운동의 성질을 말한다. '타성'이라고도 한다.

대항근(길항근)
반대 작용을 하는 근육을 말한다. 발관절의 발등굽힘(배굴)을 하는 앞정강근과 발바닥쪽굽힘(저굴)을 하는 종아리세갈래근은 서로 대항근이다.

메모

대항근의 작용
어떤 힘줄이 작용근(주동근)으로 작용해 관절을 움직일 때 대항근(길항근)은 그 움직임이 급격히 일어나거나 지나치지 않도록 조절하는 작용을 한다.

〈일어서기〉 엉덩이를 들 때 무슨 일이 일어나는가? ②

● **엉덩관절의 제동과 몸통에 대한 관성으로 엉덩이가 들린다.**

굽히던 엉덩관절에 급제동이 걸리면 몸통에 걸려 있던 전방에 대한 관성이 넙다리 회전과 무릎관절 폄(신전)을
일으켜 엉덩이가 들린다.

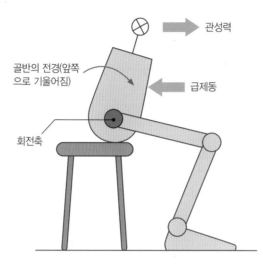

관성력

골반의 전경(앞쪽
으로 기울어짐)

급제동

회전축

다리와 골반은 기능적으로
연결되어 있다. 다리는 지지
를 위해 준비하는 상태이다.

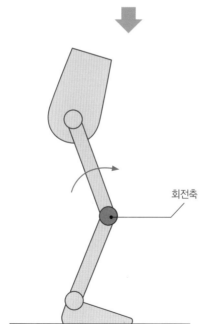

회전축

일어나는 순간에 엉덩관절
이 펴진다. 회전축은 무릎관
절이다.

몸의 무게중심 변화

POINT

- 엉덩관절과 무릎관절을 펴고 발관절을 발바닥 쪽으로 굽히면 몸의 무게중심이 상승한다.
- 다리에 붙는 대항근이 서로 균형 있게 작용해야 한다.
- 종아리세갈래근은 무게중심선이 기저면을 이탈하지 않도록 미세 조정한다.

다리의 폄근이 무게중심을 상승시킨다

엉덩이가 들리고 몸의 무게중심이 전방으로 이동하여 무게중심선이 양 발바닥으로 만드는 기저면 안으로 들어가면 엉덩관절과 무릎관절의 폄(신전) 및 발관절의 발바닥쪽굽힘(저굴)으로 인해 다리로 바닥을 밀듯이 해서 무게중심을 상승시켜간다.

이 과정에서는 주로 엉덩관절을 펴는 큰볼기근, 햄스트링, 무릎관절을 펴는 넙다리네갈래근(대퇴사두근)의 넓은근(광근), 발관절을 발바닥 쪽으로 굽히는 종아리세갈래근(하퇴삼두근)이 작용한다. 하지만 이들 근육의 작용만으로는 안정적으로 일어서기 힘들다. 몸의 무게중심을 조절할 필요가 있는 것이다. 상승하는 궤도가 항상 연직 방향으로 유지되면서도 무게중심선이 기저면을 이탈하지 않도록 조정되어야 한다.

대항근이 서로 균형 있게 작용한다

엉덩관절과 무릎관절에는 2개의 관절을 지나는 근육(이관절근)과 1개의 관절을 지나는 근육(단관절근)이 관절을 사이에 두고 반대쪽에 대항근으로서 쌍을 이루도록 배치되어 있다. 일어서기 동작을 할 때는 이러한 근력 벡터의 총합에 따라 몸의 무게중심이 기저면 안에서 상승하도록 조정한다. 예를 들면 엉덩관절과 무릎관절을 지나는 넙다리곧은근(대퇴직근)의 출력은 넙다리와 병행되는데, 너무 세게 수축하면 몸의 무게중심이 뒤로 상승하기 때문에 뒤로 넘어져 버린다. 이런 일이 없도록 각 근육이 협력해서 일할 필요가 있는 것이다.

키워드

넙다리네갈래근의 넓은근 (광근)

넙다리네갈래근은 넙다리곧은근(대퇴직근), 가쪽넓은근(외측광근), 안쪽넓은근(내측광근), 중간넓은근(중간광근) 등 4개의 갈래(근두)로 이루어져 있다. 이 중 '넓은근(광근)'이라는 이름이 붙은 근육은 시작이 넙다리뼈에 있는 단관절근이다.

메모

벡터

힘이나 속도 등의 크기와 방향을 나타내는 화살표를 말한다.

엉덩관절과 무릎관절의 이관절근과 단관절근

엉덩관절과 무릎관절, 2개의 관절을 지나는 근육을 '이관절근'이라고 한다. 이관절근에는 넙다리곧은근(대퇴직근)과 햄스트링이 있다. 1개의 관절만을 주행하는 근육을 '단관절근'이라고 한다. 단관절근에는 엉덩관절의 큰볼기근과 장요근, 무릎관절의 넙다리네갈래근 넓은근(광근)과 대퇴이두근 단두가 있다.

무게중심의 상승궤도와 기저면의 관계

엉덩관절과 무릎관절을 펴고 발관절을 발바닥 쪽으로 굽히면 무게중심이 상승한다. 무게중심 궤도가 기저면을 이탈하지 않도록 연직 방향으로 제어된다.

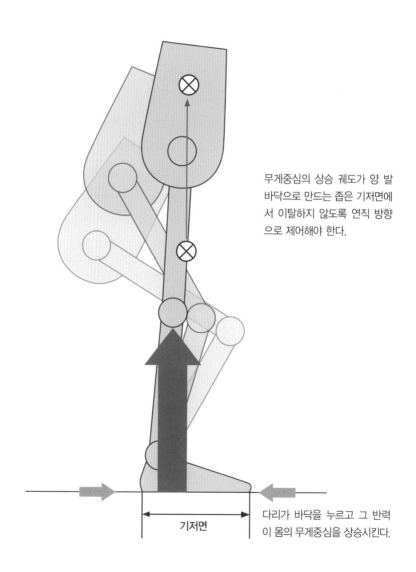

무게중심의 상승 궤도가 양 발바닥으로 만드는 좁은 기저면에서 이탈하지 않도록 연직 방향으로 제어해야 한다.

기저면

다리가 바닥을 누르고 그 반력이 몸의 무게중심을 상승시킨다.

〈앉기〉 동작을 가능하게 하는 메커니즘
몸의 무게중심 제어

POINT
- 무게중심선은 앉기 직전까지 양다리의 기저면 안에 들어간다.
- 앉기 동작의 끝 무렵에 무게중심이 엉덩이의 기저면으로 이동한다.
- 엉덩관절이나 무릎관절의 폄근이 원심성 수축에 의해 동작을 제어한다.

무게중심의 후방 이동

앉기(착좌)는 선 자세에서 의자 등에 앉는 행위를 말한다. 앉으려면 몸의 무게중심을 내리면서 무게중심선을 이동시켜야 한다. 양 발바닥으로 만드는 기저면에서 후방 엉덩이로 만든 기저면으로 옮기는 것이다. 이때 엉덩이가 자리에 닿기 직전까지는 무게중심선이 양 발바닥으로 만든 좁은 기저면의 뒤쪽에 위치하도록 제어해야 한다. 무게중심선이 기저면의 전방에 있으면 무게중심을 후방으로 이동시키기 어려워지고 이와 반대로 무게중심을 후방으로 너무 빠르게 이동시키면 뒤로 털썩 주저앉게 된다. 엉덩방아를 찧게 되는 것이다. 앉기 동작은 천천히 제어하면서 행하는 안정화 전략이므로(→ P.104 참조), 기세를 몰아 행하는 운동량 전략으로 해서는 안 된다.

앉기 직전까지 무게중심선을 양발의 기저면 안에 두려면 몸통을 계속 앞쪽으로 기울여 엉덩이를 내밀면서 무릎관절을 굽혀 나가야 한다. 이 과정에서 무릎관절뿐 아니라 엉덩관절도 굽는데, 작용근(주동근)은 각 관절의 폄근(신근)으로, 원심성 수축 운동으로 제어한다.

처음의 작은 동작이 중요하다

앉기 동작이 시작되기 직전, 먼저 발관절의 저굴근이 느슨해지면서 종아리가 약간 앞쪽으로 기울고 동시에 골반이 약간 뒤로 기울어진다. 움직임이 작아 눈으로는 확인하기 어려울 수 있지만, 이 동작이 일어나야 무게중심선을 기저면의 뒤쪽으로 유지하면서 무릎을 굽혀 나갈 수 있다.

키워드

작용근(주동근)
어떤 운동을 주로 담당하는 근육을 말한다. '주동작근'이라고도 한다.

메모

원심성(수축)
근육 수축에는 '원심성 수축'과 '구심성 수축'이 있다. 근육이 길어지면서 수축하는 것을 '원심성 수축', 근육의 길이를 짧게 하는 수축을 '구심성 수축'이라고 한다.

안정적인 앉기 동작

앞뒤로 이동하는 무게중심의 방향과 정도를 잘 조절하면서 무릎관절을 굽혀야 한다.

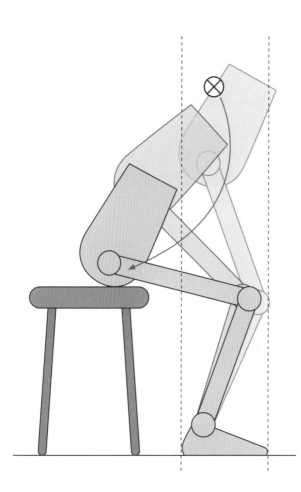

● **앉기 동작 시의 무게중심 위치 변화**

앉을 때는 엉덩이가 자리에 닿기 직전까지 몸의 무게중심을 기저면 안에 두었다가 마지막에 후방으로 이동한다.

앉기 동작 시작 시 종아리와 골반의 움직임

앉기 동작이 시작되면 종아리는 앞쪽으로 기울어지고(전경) 골반은 뒤로 기울어진다(후경). 선 자세에서는 무릎관절이 완전히 펴져 안정적이지만, 이 상태에서 자리에 앉기 위해 허리를 내리려면 먼저 무릎관절이 굽어야 한다. 이 움직임은 발관절 저굴근인 종아리세갈래근이 느슨해져야 가능하다. 발관절 저굴근이 느슨해지면 종아리가 앞쪽으로 기울고 이에 따라 무릎관절이 살짝 굽으면서 허리가 가볍게 내려앉듯이 골반이 뒤로 기울어진다. 이렇게 되어야 그 후 무릎의 굽힘(굴곡)이나 무게중심의 이동이 원활하게 이루어지는 것이다.

육안으로 관찰하는 동작 분석 〈일어서기·앉기〉

전체적인 동작을 관찰하는 포인트

POINT

- 일어서기 동작은 운동량 전략으로 하는 것이 좋다.
- 좌우 대칭으로 몸을 움직이고 몸의 무게중심을 정중앙에 두어야 한다.
- 무게중심의 상하 이동과 전후 이동이 잘 제어되는지 관찰한다.

몸을 좌우 대칭으로 움직이는가?

환자에게 일어서기와 앉기 동작을 하도록 하여 팔로 지지하지 않고 동작하는지 관찰한다. 일어서는 동작은 천천히 일어서는 안정화 전략이 아니라 가속을 붙여 일어서는 운동량 전략(→ P.104 참조)을 쓰는 것이 좋다. 운동량 전략을 써서 일어서는 동작에는 걷기 동작의 입각기 초기(→ P.142 참조) 메커니즘과 공통되는 부분이 있기 때문이다. 운동량 전략을 써서 일어서는 데 문제가 있으면 걷기 동작에도 문제가 있을 가능성이 있다.

전체적인 동작을 볼 때는 몸을 좌우 대칭으로 움직이는지 관찰한다. 일어서기와 앉기 동작은 걷기 등 다른 기본 동작과 달리, 몸을 좌우 대칭으로 움직이는 것이 특징이다. 몸의 무게중심은 어느 단계에서나 항상 신체의 정중(정중앙)에 있으며 앞뒤와 위아래로 이동한다.

동작의 난도를 높여 시험해 본다

일어서기와 앉기 동작을 할 때는 몸의 무게중심을 위아래와 앞뒤로 적절히 제어해야 한다. 일어서기 동작을 하는데 엉덩이를 들지 못하거나 앉기 동작을 하다가 뒤로 털썩 주저앉는 경우에는 이 무게중심을 제어하는 데 문제가 있다고 봐도 된다. 이때 의자 높이를 서서히 낮추어 난도를 높인 후 어느 정도 동작에 지장이 있는지 관찰하면 일상생활의 동작을 짐작하는 데 유익한 정보가 된다. 의자 높이를 낮출 때는 골반이 뒤로 기울거나 몸통이 굽지 않고 항중력 신전 활동을 유지할 수 있는지 관찰하는 것이 좋다.

키워드

정중(정중앙)
인체의 좌우 한가운데를 말한다. 신체가 거의 좌우 대칭이라고 생각했을 때 그 좌우를 나누는 면이다.

항중력 신전 활동
인체의 무게를 지탱하고 중력에 대항해 몸통을 펴는 것을 말한다. 몸통을 앞쪽으로 기울이더라도 등이 둥글어지거나 골반이 뒤로 기울지 않아야 한다.

메모

Momentum Strategy
운동량 전략(→P.104 참조)을 말한다. 몸의 무게중심이 양 발바닥으로 만드는 기저면에 들어가기 전에 가속을 붙여 엉덩이를 드는 방법이다.

Stabilization Strategy
안정화 전략(→P.104 참조)을 말한다. 무게중심이 양 발바닥으로 만드는 기저면에 들어가고 나서 일어서는 방법으로, '힘 제어 전략(Force Control Strategy)'이라고도 한다.

일어서기 · 앉기 동작의 관찰 포인트

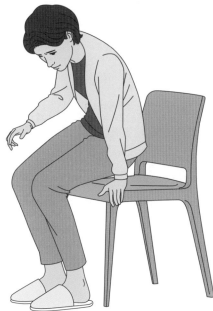

● **전체적인 동작을 관찰하는 포인트**
* 팔을 사용하지 않고 동작하는가?
* 높이가 다른 의자에서 앉고 설 수 있는가?
* 속도는 적당한가?
* 한 가지 동작을 순조롭게 하는가?
* 어디서 동작이 멈추는가?
* 어떤 노력을 하는가?
* 동작을 하는 데 어떤 도움이 필요한가?

동작을 관찰해 어떤 점을 파악할 것인가?

일어서기·앉기 동작의 관찰 항목
일어서기 동작은 운동량 전략(Momentum Strategy)으로 수행하는가?
앉기 동작은 안정화 전략(Stabilization Strategy)으로 수행하는가?
엉덩이를 들어 올리는 자세는 어떤가?
몸통을 앞쪽으로 기울일 때 척추는 중립위로 유지하는가?
몸을 좌우 대칭으로 움직이는가?
양다리에 가해지는 하중은 좌우 균등한가?
바뀌는 기저면에 대응하여 무게중심을 이동하거나 지탱하는가?

육안으로 관찰하는 동작 분석 〈일어서기〉

제1단계~제3단계의 관찰 포인트

POINT
- 동작의 제1단계부터 제3단계의 특징을 자세히 확인한다.
- 골반과 몸통의 자세, 무릎과 종아리의 위치, 각도 등에 주목한다.
- 무게중심의 이동이 안정적인지, 하중에 좌우 차이가 없는지 관찰한다.

제1단계 : 무게중심을 전방으로 이동하는 모습을 관찰한다

일어서기 동작의 제1단계는 몸의 무게중심이 앉은 자세(좌위)에서 전방으로 이동하는 과정이다. 움직이기 시작할 때는 골반이 앞쪽으로 기울고 몸통이 직립하여 궁둥뼈(좌골)로 지지하는 앉은 자세인지, 앞에서 보았을 때 다리를 수직위로 놓는지 관찰한다. 몸의 무게중심을 전방으로 가속하는 다음 과정에서는 엉덩관절의 굽힘(굴곡)과 골반의 전경 자세, 몸통과 다리, 팔의 위치를 관찰하고 몸을 좌우 대칭으로 움직이는지도 확인한다.

제2단계 : 엉덩이를 드는 동작을 관찰한다

2단계는 엉덩이를 드는 과정이다. 이때는 종아리를 전방으로 기우는 모습과 무릎관절을 전방으로 이동하는 모습을 확인하고 무게중심을 앞으로 똑바로 이동해 나가는지 관찰한다. 그동안 양쪽 발바닥이 바닥에 붙어 있는지, 골반은 수평인지, 머리나 몸통은 중립위로 유지되는지 확인한다.

제3단계 : 무게중심을 상방으로 이동하는 모습을 관찰한다

제3단계는 몸의 무게중심을 들어 올리는 과정이다. 이때는 엉덩관절과 무릎관절의 폄(신전), 발관절의 발바닥쪽굽힘(저굴)이 협조하여 행하는지가 중요하다. 양다리에 균등하게 힘을 주고 골반이 똑바로 앞을 향한 상태에서 무게중심이 안정적으로 위쪽으로 이동하는지 관찰한다. 또한 팔과 다리에 비정상적인 움직임이 발생하지 않는지도 확인한다.

 메모

일어서기 동작을 할 때는 팔을 사용하지 않는다

엉덩관절과 무릎관절이 90도 정도 되는 높이의 의자에서 일어서는 경우에는 기본적으로 팔을 사용하지 않는다. 뭔가를 잡거나 당기는 등 팔을 움직이는 경우에는 자립적으로 일어서는 동작이라고 볼 수 없다.

일어서기 동작의 관찰 항목

일어서기 동작(제1단계~제3단계)을 관찰할 때 확인해야 할 항목은 다음과 같다.

● 제1단계: 무게중심을 전방으로 이동할 때 관찰해야 할 항목

☐	먼저 골반이 앞쪽으로 기울고 몸통이 직립한, 앉은 자세를 취하는가?
☐	다리를 앞으로 향한 상태에서, 앞에서 보았을 때 종아리가 바닥과 수직위가 되도록 놓는가?
☐	엉덩관절을 굽히고 골반을 앞쪽으로 기울여서 무게중심을 똑바로 앞으로 이동하는가?
☐	몸통이 중간위로 유지되는가?
☐	다리는 항상 좌우 대칭으로 움직이는가?
☐	팔은 자연스러운 위치인가? 과도한 움직임을 보이지는 않는가?
☐	대상자는 몸을 뒤집으려고 어떤 노력을 하는가?

● 제2단계: 엉덩이를 들 때 관찰해야 할 항목

☐	종아리가 좌우 대칭으로 경사진 상태에서 무릎관절을 앞으로 이동하는가?
☐	무게중심을 충분히 앞으로 이동시키는가?
☐	팔에 의지하지 않고 엉덩이를 들 수 있는가?
☐	발바닥 전면이 바닥에 접지되어 있는가? 발뒤꿈치로 체중을 지탱하는가?
☐	양다리에 균등한 힘을 주는가?
☐	골반이 수평으로 유지되고 똑바로 앞을 향하는가?
☐	엉덩관절은 내외회전, 내외전 중간위를 계속 유지하는가?
☐	종아리는 앞에서 볼 때 바닥과 수직위로 유지되는가?
☐	머리와 몸통은 중간위로 유지되는가?
☐	팔이나 다리에 연합 반응이 일어나지는 않는가?

● 제3단계: 무게중심을 상방으로 이동할 때 관찰해야 할 항목

☐	무게중심은 안정적으로 위쪽으로 이동했는가?
☐	다리에 주는 힘은 좌우 균등한가?
☐	골반이 수평으로 유지되고 똑바로 앞을 향하는가?
☐	엉덩관절은 내외회전, 내외전 중간위를 계속 유지하는가?
☐	팔이나 다리에 연합 반응이 일어나지는 않는가?

육안으로 관찰하는 동작 분석 〈일어서기〉

무게중심의 전방 가속이 불충분한 원인

- 일어서기 동작을 하지 못하는 주된 원인은 무게중심의 전방 가속이 불충분하기 때문이다.
- 주요 요인은 골반이나 몸통의 움직임을 제어하는 장요근이나 큰볼기근의 기능부전이다.
- 엉덩관절의 굴곡과 허리뼈의 폄(신전) 가동 범위의 제한도 일어서기 동작을 하지 못하는 요인이 된다.

엉덩관절이나 척추의 가동 범위와 근력 문제

일어서기 동작을 하기 어려운 경우에는 대부분 골반과 몸통이 충분히 앞쪽으로 기울지 않거나 이로 인해 무게중심의 전방에 대한 가속이 불충분하기 때문이다.

● 장요근의 기능부전

골반을 앞쪽으로 기울이는 작용근(주동근)은 장요근이다. 장요근의 근력이 약해진 사람이 몸의 무게중심을 앞으로 이동시키려고 하면 몸통이 굽게 된다.

● 엉덩관절이 충분히 굽지 않는다

엉덩관절 굽힘(굴곡) 가동 범위에 제한이 있으면 몸통을 앞쪽으로 기울일 수 없다. 정상적으로 일어서기 동작을 하려면 엉덩관절의 가동 범위 너비가 95도 정도는 되어야 한다.

● 큰볼기근이 제대로 작용하지 않는다

일어서기 동작을 할 때는 큰볼기근(대둔근)이 올바른 타이밍에 골반을 뒤로 기울여 몸통의 전경에 급제동을 걸어야 한다. 하지만 이 동작이 제대로 되지 않는 경우에는 골반과 몸통의 움직임을 제어하지 못하기 때문에 몸의 무게중심을 앞으로 가속할 수 없게 된다.

● 허리뼈의 신전 가동성 저하

노화로 인한 허리뼈(요추) 압박 골절 등으로 허리를 펴지 못하면 골반을 앞쪽으로 기울일 때 몸통이 굽어 몸의 무게중심을 앞으로 가속할 수 없고 몸통과 다리의 항중력 폄(신전) 기능을 방해해 엉덩이를 드는 일조차 어려워진다.

 메모

허리뼈(요추) 압박 골절

척추뼈의 몸체가 되는. 둥글 납작한 부분이 위아래로 찌그러진 것처럼 골절되는 것을 말한다. 척추의 허리뼈 부분이 굽어 허리가 구부러지게 된다.

〈일어서기 동작〉 정상 패턴에서 벗어난 동작

일어서기 동작의 보상 동작은 몸의 무게중심의 전방에 대한 가속이 불충분한 경우에 생긴다. 그 원인은 다양하지만, 그중 두 가지 '장요근의 기능부전'과 '큰볼기근의 기능부전'에 대해 살펴본다.

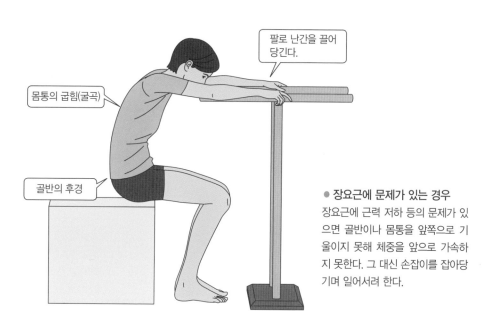

팔로 난간을 끌어 당긴다.

몸통의 굽힘(굴곡)

골반의 후경

● **장요근에 문제가 있는 경우**
장요근에 근력 저하 등의 문제가 있으면 골반이나 몸통을 앞쪽으로 기울이지 못해 체중을 앞으로 가속하지 못한다. 그 대신 손잡이를 잡아당기며 일어서려 한다.

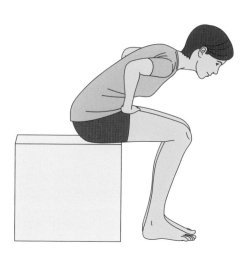

● **큰볼기근에 문제가 있는 경우**
큰볼기근이 제때 몸통의 전경에 급제동을 걸지 않으면 몸통이 앞쪽으로 기울어져 버려 무게중심을 앞으로 가속하기 어렵다.

육안으로 관찰하는 동작 분석 〈일어서기〉

의자에서 엉덩이를 잘 들지 못하는 원인 ①

POINT
- 무게중심을 전방으로 가속하지 못하면 엉덩이를 들기 어렵다.
- 엉덩이를 드는 데는 큰볼기근의 근력이 중요한 역할을 한다.
- 넙다리네갈래근의 근력이 너무 약하거나 너무 강해도 엉덩이를 드는 데 지장을 준다.

무게중심을 전방으로 가속하지 못한다

엉덩이를 들기 힘든 원인의 대부분은 몸의 무게중심을 전방으로 가속하지 못하는 경우이다. 기세를 몰아 운동량 전략으로 일어서는 경우, 무게중심을 전방으로 가속하지 못하면 무게감이 있는 엉덩이를 들기 어렵다.

● 큰볼기근이 제대로 작용하지 않는다

큰볼기근이 약해 앞쪽으로 기울어지는 골반에 급제동을 걸지 않으면 가속을 붙이는 운동량 전략으로는 일어서지 못한다. 그 대신 넙다리네갈래근 수축으로 무릎을 폄(신전)으로써 엉덩이를 들려고 하면 넙다리뿐 아니라 종아리도 회전하기 때문에 몸의 무게중심을 전방으로 이동시키기 어렵고 이와 반대로 뒤로 넘어가기 쉽다.

● 몸통의 전방 경사가 불충분한 경우

엉덩이를 드는 데는 큰볼기근의 기능이 필수적이다. 엉덩관절에 굽힘(굴곡) 제한이 있어서 골반과 몸통을 앞쪽으로 기울이지 못하는 경우, 이 상태에서 큰볼기근이 수축하면 몸이 뒤로 넘어가게 된다.

● 넙다리네갈래근이 약하거나 너무 강한 경우

넙다리네갈래근이 약하면 엉덩이를 들어도 체중을 지탱하지 못한다. 이와 반대로 너무 강해서 무릎을 세게 펴면 몸이 뒤로 넘어가 버린다.

● 발관절의 발등굽힘(배굴) 제한과 배굴근의 기능부전

엉덩이를 들 때는 종아리가 앞쪽으로 기울어야 한다. 발관절의 발등굽힘(배굴)에 제한이 있거나 발등굽힘(배굴)하는 근육의 기능이 나쁘면 종아리뼈가 후방으로 경사져서 엉덩이가 들리는 것을 방해한다.

 키워드

인넙다리네갈래근 (대퇴사두근)

넙다리 전면에 있는 인체에서 가장 큰 근육을 말한다. 골반에서 시작하는 넙다리곧은근(대퇴직근)과 넙다리뼈에서 시작하는 안쪽넓은근(내측광근), 중간넓은근(중간광근), 가쪽넓은근(외측광근) 4개가 하나로 합류하며 힘줄이 슬개골을 감싸 무릎 인대(슬개건)가 되어 정강이뼈에 붙는다. 주로 무릎관절을 펴는 데 관여한다.

 메모

뇌졸중 환자의 발관절 저굴근의 과긴장

뇌졸중 후유증으로 편마비가 있는 환자의 경우에는 다리에 가하는 힘으로 발관절 저굴근에 과도한 긴장이 생겨 발관절을 발바닥 쪽으로 굽혀(저측굴곡) 엉덩이를 들 때 종아리를 앞쪽으로 기울이지 못할 수 있다.

〈일어서기 동작〉 엉덩이를 잘 들지 못하는 사람이 사용하는 보상 동작

자리에서 일어설 때는 엉덩이를 들어야 한다. 앞서 언급한 바와 같이 어떤 기능부전이 있을 경우에는 환자가 일어서기 위해 보상 동작을 한다. 대표적인 두 가지 보상 동작을 살펴본다.

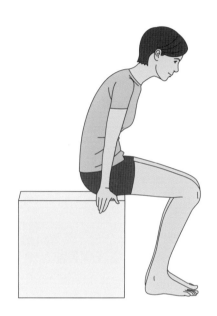

● 자리에 손을 짚고 엉덩이를 들려고 한다

자리에 손을 둠으로써 신체의 균형을 잡으면서도 팔로 자리를 누르고 일어서려고 하는 패턴

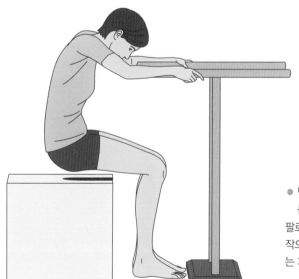

● 난간 등을 잡아당기며 엉덩이를 들려고 한다

팔로 난간 등을 잡아당기는 보상 동작으로 엉덩이를 들어 올리려고 하는 패턴

육안으로 관찰하는 동작 분석 〈일어서기〉

의자에서 엉덩이를 잘 들지 못하는 원인 ②

POINT

- 체중을 지탱하지 못하는 경우에는 종아리 위치에 문제가 있다.
- 엉덩관절의 가동 범위나 엉덩관절 운동에 관여하는 근육의 기능부전이 요인이다.
- 발관절 저굴근의 긴장으로 발뒤꿈치가 지면에 닿지 않고 무릎이 밖으로 쏠린다.

좌우 종아리를 연직으로 정렬하지 못한다

엉덩이를 들기 위해서는 종아리가 연직위이고 좌우 넙다리가 거의 평행이 되는 위치에 있어야 한다. 한쪽 또는 양쪽 무릎이 바깥쪽이나 안쪽으로 쏠려 있는 상태에서는 엉덩이를 들 때나 그 후에 일어서는 과정에서 다리로 체중을 지탱할 수 없기 때문이다.

종아리를 연직위로 정렬하지 못하는 원인의 대부분은 엉덩관절에 있다. 엉덩관절의 가동 범위에 제한이 있거나 엉덩관절 운동에 관여하는 근육에 기능부전이 있으면 엉덩관절로 넙다리를 똑바로 배치할 수 없고 벌림(외전), 가쪽돌림(외회전) 또는 모음(내회전·안쪽돌림(내회전)해 버린다. 그 결과, 무릎이 바깥쪽 또는 안쪽으로 쏠려 버리는 것이다.

발관절의 발바닥쪽굽힘과 관여하는 근육의 과긴장

발관절을 발바닥 쪽으로 굽히는 뒤정강근(후경골근)이나 종아리세갈래근인 장딴지근(비복근) 등이 비정상적으로 긴장되어 있으면 항상 발관절이 발바닥쪽굽힘(저굴) 상태가 되어 발뒤꿈치가 제대로 지면에 닿지 않기 때문에 무릎이 바깥쪽으로 쏠려 종아리를 연직위로 유지할 수 없다.

발관절 저굴근이 과도하게 긴장되는 증상은 뇌졸중 후유증으로 편마비가 된 환자에게서 흔히 볼 수 있다. 뇌졸중으로 인해 운동 지령을 내리는 뇌 신경이 손상되면 몸을 잘 움직이지 못한다. 그러다 보면 근력이 저하되는 한편, 하중이 걸리는 등의 자극으로 근육이 과도하게 긴장해 경련을 일으킨 듯한 상태가 되기도 한다.

키워드

벌림(외전)·모음(내전)
몸의 정중면에서 팔다리를 멀리하는 운동을 '벌림(외전)', 팔다리를 정중면에 가깝게 하는 운동을 '모음(내전)'이라고 한다.

메모

**넙다리의 가쪽돌림
(외회전·안쪽돌림(내회전))**
넙다리 전면이 바깥을 향하도록 넙다리를 비트는 움직임을 '가쪽돌림(외회전)', 넙다리 전면이 안을 향하도록 넙다리를 비트는 움직임을 '안쪽돌림(내회전)'이라고 한다.

종아리에 원인이 있어 엉덩이를 들지 못하는 경우

[엉덩관절의 가동 범위나 엉덩관절 운동에 관여하는 근육의 기능에 문제가 있는 경우]

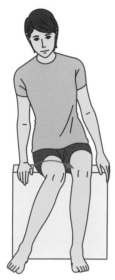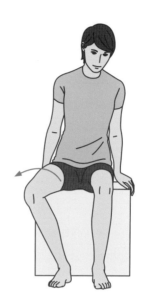

● 종아리를 연직위로 정렬하지 못한다

엉덩관절 가동 범위나 엉덩관절 운동에 관여하는 근육의 기능에 문제가 있으면 양쪽 종아리를 연직위, 평행이 되도록 배치하기 어렵다. 그러면 일어섰을 때 체중을 지탱하지 못하기 때문에 엉덩이가 들리지 않는다.

[발관절 저굴근의 과긴장이 원인이 되는 경우]

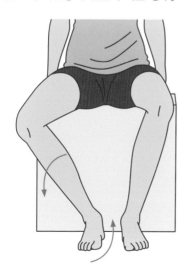

● 발관절의 저굴근이 과도하게 긴장하는 경우

종아리세갈래근 등 발관절을 발바닥 쪽으로 굽히는 근육이 긴장하면 발뒤꿈치를 바닥에 붙이지 못해 무릎이 바깥쪽으로 쏠린다. 그 결과, 양다리에 균등하게 하중을 가할 수 없기 때문에 엉덩이를 들지 못한다.

육안으로 관찰하는 동작 분석 〈일어서기〉
몸통의 과도한 전경과 좌우 비대칭 동작

POINT

- 몸통을 과도하게 기울인 상태로 엉덩이를 드는 원인은 넙다리네갈래근의 근력 저하이다.
- 넙다리네갈래근의 근력이 저하되면 손으로 앉은 자리를 누르는 보상 동작을 한다.
- 반신에 마비 등이 있으면 좌우 비대칭 동작을 하게 된다.

몸통을 과도하게 앞쪽으로 기울이는 경우

몸통이 수평이 될 정도로 앞쪽으로 기울여 엉덩이를 드는 경우가
있다. 이 경우에는 넙다리네갈래근의 근력 저하가 주된 원인일 수 있
다. 넙다리네갈래근이 약하면 무릎관절을 굽힘 자세(굴곡위)로 유지
하기도 어렵고 펴면서 무게중심을 상승시켜 일어서기도 어렵다. 이
때문에 약한 힘으로라도 엉덩이를 들겠다는 듯이 몸통을 크게 앞쪽
으로 기울임으로써 몸의 무게중심을 무릎 쪽으로 이동하는 것이다.

이러한 환자는 일어서는 동작에서 발관절을 발바닥 쪽으로 굽히
고 무릎관절을 펴서 종아리를 뒤로 기울인 상태에서 몸통을 크게 앞
쪽으로 기울이고 자리를 손으로 누르면서 엉덩이를 드는 보상 동작
을 보인다.

좌우 비대칭 동작을 하는 경우

좌우 어느 한쪽이 마비되거나 근력이 저하된 환자의 경우에는 건
강한 쪽의 힘으로 엉덩이를 들게 된다. 그 결과, 몸의 무게중심과 그
하중은 건강한 쪽, 즉 건측(健側)에 치우치기 때문에 일어서는 동작의
중심 궤도가 좌우 비대칭이 된다.

마비 등이 있어 하중을 가하지 않는 쪽 팔과 다리는 근육 긴장에
의해 굽는 경향이 있다. 또한 엉덩이를 들 때 하중을 가하지 않는 쪽
의 후방으로 골반이 회전하기 때문에 몸 전체가 뒤로 넘어갈 듯한 자
세가 된다. 이렇게 되는 것을 막으려고 정상인 팔로 난간이나 받침대
등을 누르며 몸을 들어 올리고 엉덩이를 들기 때문에 동작이 한층
더 좌우 비대칭이 된다.

키워드

보상
본래의 동작을 할 수 없을 때
다른 방법으로 보완하여 동작
을 완료하려는 것 또는 그 동
작을 말한다.

메모

좌우 비대칭 동작
일어서기·앉기 동작은 동작
자체나 무게중심 궤도가 좌
우 대칭이다. 비대칭의 경우
에는 각 관절의 가동범위나
운동에 관여하는 근육의 기
능 등 어딘가에 문제가 있다
고 볼 수 있다.

건측(健側)과 환측(患側)
신체 좌우 중, 장애가 없는 쪽
을 '건측', 장애가 있는 쪽을
'환측'이라고 한다.

엉덩이를 잘 들지 못하는 경우의 보상 동작

일어서려 할 때 어떤 문제가 있어 엉덩이를 들기 어려우면 보상 동작을 하여 엉덩이를 들려고 한다. 다음과 같은 두 가지 경우를 흔히 볼 수 있다.

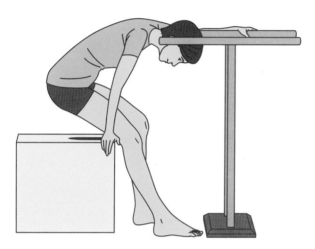

[몸통의 과도한 전경]

● **몸통을 과도하게 앞쪽으로 기울여서 엉덩이를 들려고 한다**

넙다리네갈래근의 근력이 저하되어 있으면 무릎관절을 굽힘 자세(굴곡위)로 유지하기 어렵고 무릎관절을 굽힘 상태(굴곡위)에서 펴면서 체중을 들어 올려 일어서기도 어렵기 때문에 무릎관절을 편 채 손으로 자리를 누르면서 엉덩이를 들려고 한다.

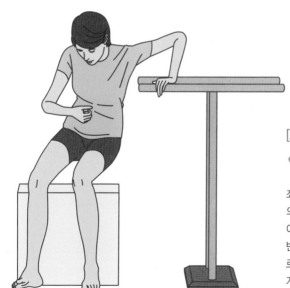

[좌우 비대칭 동작]

● **엉덩이를 잘 들지 못하는 동작이 좌우 비대칭이 된다**

좌우 어느 한쪽이 마비되면 건측의 근력을 사용하기 때문에 동작이 좌우 비대칭이 된다. 또한 골반이 환측의 뒤쪽으로 회전하므로 뒤로 넘어갈 듯한 동작을 하게 된다.

육안으로 관찰하는 동작 분석 〈앉기〉

제1단계~제3단계의 관찰 포인트

- 제1단계부터 제3단계까지 몸동작의 특징을 자세히 확인한다.
- 엉덩관절과 무릎관절 굽힘으로 무게중심이 천천히 하강하는 것이 중요하다.
- 몸통을 구부리거나 과도하게 펴지 않았는지, 하중의 좌우 차이가 없는지를 관찰한다.

제1단계 : 무게중심을 전방으로 이동하는 모습을 관찰한다

앉기 동작의 제1단계는 몸의 무게중심을 약간 앞으로 이동하는 과정이다. 먼저 움직이기 시작한 시점에 발관절이 발등 쪽으로 굽고 그에 따라 골반이 뒤로 기울어지는 움직임을 확인한다. 이어서 종아리뼈가 전방으로 기울어지기 시작하고 그에 따라 무릎관절이 굽으면서 앞으로 이동하기 시작하는 모습 그리고 엉덩관절의 굽힘(굴곡)과 골반의 전경이 시작되는 모습을 관찰한다.

제2단계 : 무게중심이 하강하는 모습을 관찰한다

제2단계는 몸의 무게중심이 하강하고 엉덩이를 앉는 자리에 내려놓을 때까지의 과정이다. 골반이 앞쪽으로 기울어지고 그에 따라 몸통이 충분히 앞쪽으로 기울어지는 동시에 엉덩관절과 무릎관절이 굽으면서 무게중심이 천천히 하강하는 동작을 관찰한다. 먼저 발관절과 종아리의 경사 각도가 고정되어 있는지 확인한다.

제3단계 : 앉은 자세를 완성하는 모습을 관찰한다

제3단계는 엉덩이를 자리에 내려놓은 후 앉은 자세(좌위)가 완성될 때까지의 과정이다. 좌우 균등하게 좌골결절부터 자리에 앉고, 자리에 앉은 직후에는 족부와 엉덩이의 지지면에 하중이 분배되는지 관찰한다. 그런 다음 앞쪽으로 기울어 있던 골반이 뒤로 기울어 몸통이 연직위로 복원됨으로써 앉은 자세가 안정적으로 완성되어가는지 관찰한다.

메모

적절한 높이의 의자를 선택한다

동작을 관찰할 때는 의자 높이에 주의할 필요가 있다. 가령 의자가 높으면 털썩 주저앉는 경향이 있는 사람도 이상이 드러나지 않을 수 있다. 이런 이유에서 의자의 높이를 바꾸어 보다 자세히 관찰하고 평가하기도 한다.

앉기 동작의 관찰 항목

자리에 앉는 동작(제1단계~제3단계)을 관찰할 때 확인해야 할 항목은 다음과 같다.

● 제1단계 : 무게중심을 전방으로 이동할 때 관찰해야 할 항목

- [ ] 먼저 발관절의 발등굽힘(배굴)과 골반의 후경 움직임을 볼 수 있는가?
- [ ] 종아리가 적절하게 앞으로 경사져 있는가?
- [ ] 무릎관절이 앞으로 튀어나온 것처럼 구부러져 있는가?
- [ ] 무릎관절 굽힘(굴곡), 엉덩관절의 굽힘(굴곡)과 골반의 전경이 시작되는가?
- [ ] 다리에 가하는 하중은 좌우 균등한가?
- [ ] 척추를 굽히거나 과도하게 펴지는 않았는가?

● 제2단계 : 몸의 무게중심이 하강할 때 관찰해야 할 항목

- [ ] 골반이 충분히 앞쪽으로 기울어져 있는가?
- [ ] 몸통이 전방으로 경사져 있는가?
- [ ] 척추를 굽히거나 과도하게 펴지는 않았는가?
- [ ] 엉덩관절과 무릎관절이 굽으면서 무게중심이 천천히 하강했는가?
- [ ] 무게중심 하강기 전반에 발관절이 등쪽굽힘 자세(배굴위)로 유지되는가?
- [ ] 무게중심 하강기 전반에 종아리의 경사 각도가 유지되는가?
- [ ] 다리에 가하는 하중은 좌우 균등한가?
- [ ] 종아리는 앞에서 볼 때 바닥과 수직으로 유지되는가?
- [ ] 천천히 자리에 앉는가?
- [ ] 팔은 자연스러운 위치에 있는가?
- [ ] 뭔가를 잡아당기지는 않았는가?

● 제3단계 : 앉은 자세를 완성할 때 관찰해야 할 항목

- [ ] 좌골결절부터 자리에 닿았는가?
- [ ] 자리에 앉은 직후 족부의 지지면과 엉덩이의 지지면에 하중이 분배되어 있는가?
- [ ] 자리에 앉은 후 골반이 뒤로 기울어져 있는가?
- [ ] 자리에 앉은 후 몸통이 연직위로 복원되는가?

육안으로 관찰하는 동작 분석 〈앉기〉
엉덩방아를 찧는 듯한 앉기 동작

POINT
- 무게중심선을 양발의 기저면 안에 둘 수 없다.
- 발관절로 무게중심의 전후 이동을 미세 조정할 수 없다.
- 척추를 곧게 유지하지 못하고 골반이 뒤로 기울어져 무게중심이 뒤로 이동한다.

종아리뼈를 전경위로 유지하기 어렵다

뒤로 '쿵!' 하고 엉덩방아를 찧을 듯한 자세로 앉는 이유는 앉는 동작이 끝날 때까지 양 발바닥으로 만드는 기저면 안에 무게중심선을 유지해 두지 못하기 때문이다.

주요 요인은 발관절 발등굽힘(배굴) 제한, 무릎관절 굽힘(굴곡) 제한 등의 문제로 종아리뼈를 적절한 전경위(앞쪽으로 기울어진 자세)로 유지하지 못하는 것이다. 넙다리네갈래근의 근력이 떨어져 있어도 무릎관절을 적절한 각도로 유지하지 못하고 '툭!' 하고 꺾이는 무릎 꺾임 현상이 일어날 수 있는데, 이것도 엉덩방아를 찧을 듯한 자세의 요인이 될 수 있다. 더욱이 큰볼기근의 근력이 떨어져 있으면 골반이 앞쪽으로 기울어진 자세(전경위) 그대로 유지할 수 없고 몸의 무게중심을 앞쪽에 둘 수 없기 때문에 뒤로 넘어갈 듯한 동작이 되어 버리는 것이다.

또한 발관절 운동에 관여하는 앞정강근이나 종아리세갈래근인 가자미근의 근력이 떨어져 있거나 양쪽의 균형이 나쁘면 무게중심의 전후 이동을 조정하기 어려워 편안하게 앉지 못한다.

척추를 중립위로 유지할 수 없다

몸통은 의자에 앉을 때까지 중립위의 앞쪽으로 기울어져 있어야 한다. 하지만 큰볼기근의 근력 저하로 인해 골반 앞쪽으로 기울어진 자세(전경위)로 유지하지 못하거나 다열근 등의 근력 저하로 인해 골반이나 척추를 신전위로 유지하지 못하면 자리에 앉는 과정에서 척추의 정렬을 유지할 수도 없게 된다. 그러면 등이나 허리가 둥글어지면서 골반이 뒤쪽으로 기울어져 몸의 무게중심이 뒤로 이동하기 쉽다.

 키워드

무릎 꺾임
걷기 동작 도중 다리에 체중이 가해지면 그 부하를 견디지 못하고 무릎관절이 '툭!' 하고 꺾이는 것처럼 구부러져 버리는 현상을 가리킨다.

 메모

큰볼기근의 근력 저하와 골반 전경
큰볼기근은 골반을 뒤로 기울이는 작용을 하는 근육이다. 따라서 앞쪽으로 기울어진 골반을 뒤로 당겨 더 이상 앞쪽으로 기울지 않도록 유지하는 기능을 한다.

편안하게 앉지 못하는 경우

'쿵!' 하고 엉덩방아를 찧어 버리거나 과도하게 등이나 허리를 앞쪽으로 기울여 엉덩이를 내려놓는 동작을 볼 수 있다.

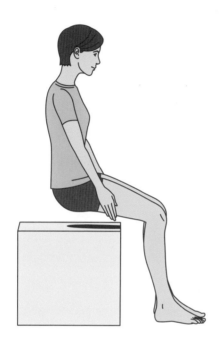

[엉덩방아를 찧어 버린다]

● **무게중심을 양발의 기저면에 두지 못한다**

넙다리네갈래근의 근력이 저하되면 무릎관절을 굽힘 자세(굴곡위)로 유지할 수 없어 무릎이 탁 꺾이는 '무릎 꺾임' 현상이 일어날 수 있다.

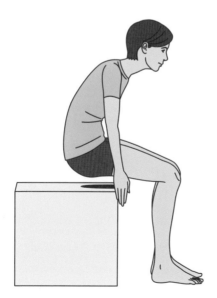

[척추가 굽는다]

● **척추가 굽고 골반이 뒤로 기울어져 무게중심이 뒤로 이동한다**

척추를 지탱하는 근육의 근력 저하와 척추압박골절 등으로 척추가 구부러지고 큰볼기근의 근력 저하 등으로 골반이 뒤로 기울어지면 무게중심이 뒤로 이동하기 쉬워 엉덩방아를 찧게 된다.

운동기능저하증후군, 근감소증, 노쇠

일본이 고령화가 한층 더 심화되고 있는 가운데 건강 수명을 어떻게 늘릴지가 중·장년층뿐 아니라 젊은 세대에게도 중요한 과제이다. 건강 수명을 늘리기 위해서는 암, 심장병, 당뇨병 같은 만성 질환 예방은 물론, 건강하게 움직일 수 있는 몸을 만들기 위한 대책을 세우는 일도 중요하다. 운동 기능의 유지를 위해서는 '운동기능저하증후군(Locomotive Syndrome)', '근감소증(Sarcopenia)', '노쇠(Frailty)' 같은 용어도 알아 두는 것이 좋다.

'운동기능저하증후군'은 뼈, 근육, 관절과 같은 운동 기관이나 근육을 움직이는 신경 기능이 저하되어 일어서거나 걷는 등의 동작이 힘들어 일상생활을 하는 데 돌봄이 필요한 상태를 말한다. 운동기능저하증후군이 생기는 주요 요인은 골다공증, 근육량 감소나 근력 저하, 퇴행성 관절염이나 변형성 척추증 등의 질환이나 신경 장애 등이다.

근감소증은 근육량 감소와 그에 따른 근력 저하를 가리키는 말로, '근육'을 뜻하는 그리스어 '사코(Sarco/Sarx)'와 부족, 감소를 뜻하는 페니아(Penia)를 합쳐 만든 용어이다. 요컨대 근감소증은 운동기능저하증후군이 발생하는 요인의 일부라고 할 수 있는 근감소증이다.

노쇠는 '허약함'과 '노쇠함'을 뜻하는 Frailty가 어원으로, 나이가 들면서 운동 기능이나 인지 기능이 떨어진 상태를 말한다. 신체적·정신적·사회적 측면이 있는데, 신체적 측면에는 운동 기능의 저하뿐 아니라 저영양 상태, 구강 기능이나 연하 기능의 저하 등이 포함되고 정신적 측면에는 치매나 우울증 등이 포함되며 사회적 측면에는 고립이나 경제적 궁핍 등이 포함된다. 따라서 노쇠는 운동기능저하증후군이나나 근감소증보다 더 넓은 개념이라고 할 수 있다.

6장

걷기 동작의 분석

기본 동작 〈걷기〉의 개요
걷기 운동의 특징

POINT

● 걷기 운동은 도립진자 모델로 설명할 수 있다.
● 도립진자의 지점이 착지해 있는 발, 막대가 하지, 무게추가 몸의 무게중심이다.
● 걸을 때는 위치 에너지와 운동 에너지가 번갈아 바뀐다.

도립진자와 걷기의 관계

인간에게 가장 기본적인 이동 수단인 걷기(보행)의 메커니즘은 도립진자라 불리는 모델로 설명할 수 있다. 도립진자는 무게추(분동) 부분이 지점이나 회전축 바로 위에 있는 진자를 말한다. 막대가 수직 상태에서 무게추가 가장 높은 위치에 있는데, 이 상태에서 조금만 기울어져도 중력에 의해 지점을 중심으로 막대가 회전하여 기울어진 방향으로 쓰러진다.

도립진자 모델은 보행 시 한쪽 하지의 모습을 보여 준다. 도립진자의 지점이 착지해 있는 발, 막대가 하지, 무게추가 몸의 무게중심에 해당한다. 예를 들어 지면에 닿아 있는 오른발을 지점으로 하여 오른쪽 다리가 앞으로 회전하면 몸의 무게중심이 앞으로 이동한다. 그런 다음 넘어지기 전에 왼발이 지면에 닿으면 이번에는 그곳을 지점으로 해서 왼쪽 다리가 회전하고 몸의 무게중심이 다시 앞으로 나아간다.

에너지의 상호 교환

걸을 때 도립진자 운동처럼 몸의 무게중심이 상하 운동을 반복한다. 무게중심의 상하 운동에 의해 위치 에너지와 운동 에너지가 번갈아 바뀌는 것이다. 무게중심이 가장 높은, 즉 위치 에너지가 높은 곳에서 하지가 회전해 무게중심이 내려가면 위치 에너지에 의해 몸이 앞으로 나아가게 된다. 무게중심이 가장 낮은 위치에 있을 때 속도는 최대가 된다.

이 기세, 즉 연동 에너지를 이용하여 다시 무게중심을 올리는 것이다. 걸을 때 무게중심이 상하 운동을 하는 진폭은 약 2cm이다.

키워드

위치 에너지
물체가 어떤 위치에 놓였을 때 그 물체에 비축되는 에너지를 말한다. 지상에서는 높이가 높을수록, 물체가 무거울수록 위치 에너지가 높다.

운동 에너지
물체가 운동할 때 그 물체에 비축되는 에너지를 말한다. 물체가 무거울수록, 운동 속도가 빠를수록 운동 에너지가 높다.

메모

인간의 걷기 동작은 모두 똑같다
정상인의 보행에는 다소 개성이 있긴 하지만, 누구나 똑같은 방식으로 걷는다. 이것도 걷기 동작의 보편적 특성이다.

〈걷기〉 동작의 역학적 분석

보행, 즉 걷기는 역학적으로 다음과 같이 분석할 수 있다.

● **도립진자 운동**

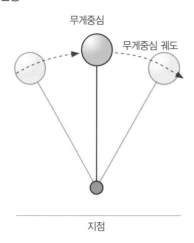

무게중심

무게중심 궤도

지점

인간의 보행과 도립진자
도립진자의 지점은 착지해 있는 발이고 막대
는 하지, 무게추는 몸의 무게중심에 해당한
다. 무게추가 가장 높은 위치에서 조금이라
도 기울어지면 그 방향으로 넘어간다. 넘어
가기 전에 반대쪽 발이 착지하는 것이 인간
의 보행이다.

● **보행 중 무게중심의 이동**

착지하는 발을 지점으로 하지 위에 있는 몸의 무게중심이 위아래로 이동하면서 전방으로 나아간다. 무게
중심이 가장 높을 때의 위치 에너지는 앞으로 넘어가면 운동 에너지로 바뀌어 몸이 앞으로 나아간다. 그리
고 반대쪽 발이 착지하고 무게중심이 높아짐에 따라 운동 에너지가 위치 에너지로 변환된다.

위치 에너지

운동 에너지

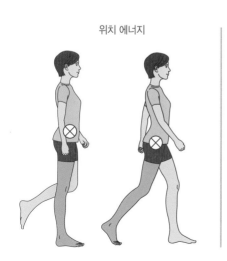

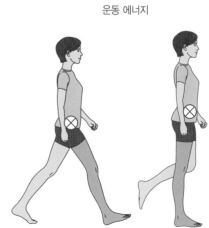

기본 동작 〈걷기〉의 개요

걷기 동작의 시퀀스

POINT

- 걷기 동작은 한쪽 하지의 모습을 관찰하여 분석한다.
- 발이 지면에 닿아 있는 입각기와 지면에서 떨어져 있는 유각기로 나눈다.
- 입각기는 5단계, 유각기는 3단계로 분류한다.

걷기 동작은 크게 두 단계로 나뉜다

걷기 동작은 양다리가 대칭적인 교호 운동(交互運動)을 하는데, 이 교호 작용을 주기적으로 반복하는 것이 보행의 특징이다. 보행 주기는 한쪽 하지의 상태에 따라 발이 지면에 닿아 있는 입각기(디딤기)와 지면에서 떨어져 있는 유각기(흔듦기)로 나눌 수 있다.

보행 전체를 1주기라고 한다면 그중 입각기가 60%, 유각기가 40%를 차지한다. 입각기의 처음과 마지막 각 10%는 다른 쪽 하지도 입각기에 있다. 이 입각기, 즉 양쪽 발이 지면에 닿아 있는 상태를 두 발 지지기(양각 지지기)라 하고, 한쪽 발만 지면에 닿아 있는 상태를 한 발 지지기(단각 지지기)라고 한다. 한쪽의 한 발 지지기는 다른 한쪽 유각기와 일치한다. 걷기 동작은 두 발 지지기 10% → 한 발 지지기 40% → 두 발 지지기 10% → 유각기 40%가 반복된다.

입각기와 유각기

입각기는 체중을 지탱하고 전진을 위해 추진력을 발휘하는 과정이다. 이 동작은 관찰 대상이 되는 하지의 움직임과 위치에 따라 초기 접지기, 부하 반응기, 중간 입각기, 말기 입각기, 전 유각기 5단계로 나눌 수 있다. 그리고 초기 접지기와 부하 반응기는 처음 두 발 지지기와 일치하고 중간 입각기와 말기는 한 발 지지기와 일치하며 전 유각기는 뒤의 두 발 지지기와 일치한다.

발이 지면에서 떨어져 있는 유각기에는 뒤쪽 지면에서 뗀 하지가 걸려 넘어지지 않도록 앞으로 내밀고 다음 입각기에 받을 하중에 대비하여 하지를 재배치하는 과정이다.

키워드

입각기(디딤기)
관찰하는 쪽 발이 지면에 닿아 있는 상태를 말한다. 발뒤꿈치가 접지하고 나서 발가락이 지면에서 떨어질 때까지의 사이를 말한다.

유각기(흔듦기)
관찰하는 쪽 발이 지면에서 떨어져 있는 상태를 말한다. 반대쪽 하지만으로 체중을 지탱하는 한 발 지지기에 해당한다.

두 발 지지기(양각 지지기)
양쪽 발이 지면에 닿아 있고 양 하지로 체중을 지탱하는 시기를 말한다.

한 발 지지기(단각 지지기)
한쪽 발이 지면에서 떨어져 있고 그 반대 하지로 체중을 지탱하는 시기를 말한다.

메모

하지, 다리, 발
이 책에서는 기본적으로 하지는 골반(하지대)에서 발끝까지, 다리는 하지 중 발관절까지, 발은 발관절부터 끝부분을 가리킨다.

입각기의 전체상

[걷기 동작] 입각기의 시퀀스는 다음과 같은 5단계로 나뉜다.

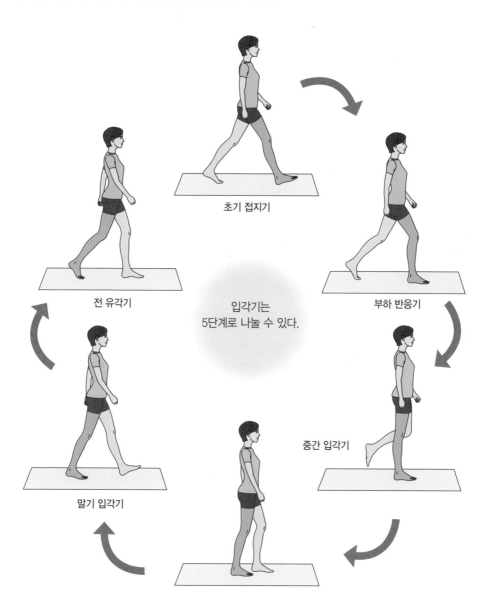

초기 접지기

부하 반응기

중간 입각기

말기 입각기

전 유각기

입각기는
5단계로 나눌 수 있다.

관찰하는 하지(그림에서는 오른쪽 하지)가 지면에 닿아 있는 상태를 '입각기'라고 한다. 입각기는 그림과 같이 5단계로 분류된다.

기본 동작 〈걷기〉의 개요
입각기의 동작 분석 ①

- 초기 접지기는 발뒤꿈치가 착지한 순간을 말한다.
- 초기 접지기는 보행 주기의 시작점이다.
- 초기 접지기 후 반대쪽 발이 지면에서 떨어질 때까지를 '부하 반응기'라고 한다.

초기 접지기의 자세한 동작

입각기의 시작으로, 앞으로 내민 하지의 발뒤꿈치가 지면에 닿는 순간을 초기 접지기라고 한다. 초기 접지기는 보행 주기의 시작점으로, 그 순간부터 시작되는 하지에 대한 충격이나 하중에 대비해 하지를 견고하게 정렬하기 위한 과정이다.

초기 접지기에는 발목관절의 배저굴(저굴과 배굴을 반복하는 운동)이 거의 0도, 무릎관절이 0~5도 굽힘(굴곡), 엉덩관절이 20~30도 굽힌 상태(굴곡위)에서 발뒤꿈치부터 착지한다. 이때 반대쪽 하지는 후방에서 발뒤꿈치를 들어 올려 발이 지면에서 떨어지기 직전인 전 유각기 상태에 있다. 이때 앞뒤로 벌어진 하지는 신체의 정중선을 사이에 두고 거의 대칭 위치에 있다. 접지한 발 쪽 골반이 약간 전방 회전하고 몸통 윗부분이 약간 후방 회전한 결과, 회전이 상쇄되어 몸통은 정면을 향한다.

부하 반응기의 자세한 동작

초기 접지기부터 반대쪽 발이 지면에서 떨어질 때까지, 즉 한쪽 하지로 체중을 지탱하게 될 때까지를 부하 반응기라고 한다. 부하 반응기는 착지의 충격을 흡수해 안정적으로 체중을 지탱하면서 몸을 앞으로 이동시키는 과정이다.

전방에서 발뒤꿈치가 착지하면 발뒤꿈치를 지점으로 하지가 회전하여 몸의 무게중심이 순조롭게 앞으로 이동한다. 이때 발관절을 5도 발바닥 쪽으로 구부리고 무릎관절을 15~20도 구부려 하중의 충격을 흡수한다.

키워드

보행 주기
걷기 동작의 일련의 움직임. 걷는 주기를 말한다. 발이 지면에 접촉하고 있는 '입각기'와 공중에 떠 있는 '유각기'로 구분한다.

초기 접지기
관찰하는 쪽의 발뒤꿈치가 착지하는 순간을 말한다. 보행 주기의 시작점에 해당한다.

부하 반응기
관찰하는 쪽의 발바닥이 지면에 닿고 반대쪽 발이 지면에서 떨어질 때까지를 말한다.

메모

입각기의 두 발 지지기
입각기의 초기 접지기로부터 부하 반응기에는 다른 한쪽 발이 지면에서 떨어져 있지 않다. 즉, 두 발 지지기이다.

보행의 첫 두 단계

[걷기 동작]의 첫 단계는 다음 그림과 같이 초기 접지기와 부하 반응기로 나뉜다.

● 초기 접지기

● 부하 반응기

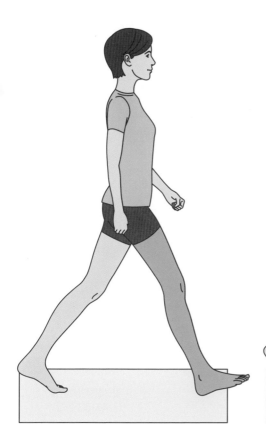

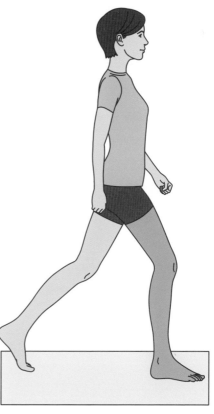

발뒤꿈치가 착지하는 순간

앞쪽으로 내민 하지의 발뒤꿈치가 앞쪽에서 지면에 닿는 순간을 '초기 접지기'라고 한다. 보행 주기의 시작점이다. 두 발 지지기에 해당한다.

반대쪽 발이 지면에서 떨어질 때까지

발뒤꿈치가 착지하고 나서 반대쪽 발이 지면에서 떨어질 때까지를 '부하 반응기'라고 한다. 두 발 지지기의 끝부분에 해당한다.

기본 동작 〈걷기〉의 개요
입각기의 동작 분석 ②

- 중간 입각기는 안정적인 한 발 지지를 실현하는 시기이다.
- 말기 입각기는 무게중심의 전방 가속에 제동을 거는 시기이다.
- 전 유각기에는 몸의 하중이 거의 반대편 하지로 넘어간다.

안정적인 한 발 지지를 실현하는 시퀀스

반대쪽 발이 지면에서 떨어져 한쪽 하지로 몸을 지탱하게 되는 순간부터 무게중심이 앞으로 나아가고 뒤쪽에서 발뒤꿈치가 지면에서 떨어질 때까지를 중간 입각기라고 한다. 착지한 발을 지점으로 다리가 회전하고 몸의 무게중심이 최고 도달점까지 상승하기 때문에 위치 에너지가 높아진다. 몸의 무게중심이 지지하고 있는 하지 위까지 이동하여 안정적인 한 발 지지를 실현하는 것이 이 시퀀스이다. 중간 입각기에는 반대쪽 하지가 유각기에 있고 골반이 약간 공중에 떠 있는 다리(체중이 실리지 않은 쪽 다리, 유각) 쪽으로 기울어진다.

지지하는 쪽 하지의 발뒤꿈치가 지면에서 떨어진 순간부터 반대쪽 하지의 초기 접지기까지를 말기 입각기라고 한다. 지지하는 쪽의 발뒤꿈치가 뜨고 다리 회전 지점이 발허리뼈(중족골)와 발가락뼈(지골) 사이의 발허리발가락관절(중족지절간관절)로 옮겨간다. 엉덩관절은 말기 입각기의 마지막에 최대 신전위(20도)가 된다.

전 유각기에 하중이 이동한다

반대쪽 하지의 초기 접지기부터 지지하는 하지의 발끝이 지면에서 떨어지는 순간까지를 전 유각기라고 한다. 이때는 양발 지지기이지만, 관찰하는 쪽 하지의 발끝이 지면에 닿아 있고 하중은 거의 반대쪽 하지 쪽으로 옮겨간다. 엉덩관절은 말기 입각기에 20도까지 편 시점부터 신전 10도 정도까지 구부러지고 이어지는 유각기에 하지를 앞으로 내밀기 위한 준비에 들어간다.

 키워드

중간 입각기
한쪽 하지로 체중을 지탱하게 되고 나서 뒤쪽에서 발뒤꿈치가 지면에서 떨어질 때까지를 말한다. 한 발 지지기에 해당한다.

말기 입각기
후방에서 발뒤꿈치가 지면에서 떨어지고 나서 반대편 하지의 초기 접지기까지를 말한다. 한 발 지지기의 끝에 해당한다.

전 유각기
반대편 하지의 초기 접지기부터 몸을 지탱하는 쪽 다리의 발끝이 지면에서 떨어질 때까지를 말한다. 두 발 지지기에 해당한다.

 메모

**발허리발가락관절
(중족지절간관절)**
5개의 발허리뼈와 각각 이어진 발가락뼈(기질골) 사이의 관절을 말한다.

〈걷기 동작〉의 핵심, 입각기의 자세한 동작

입각기는 걷기 동작의 중심이다. 한 발 지지, 즉 관찰하는 쪽 다리만으로 몸을 지탱하고 이동하는 시퀀스이기 때문이다.

● 중간 입각기

● 말기 입각기

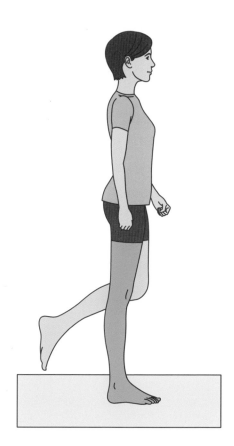

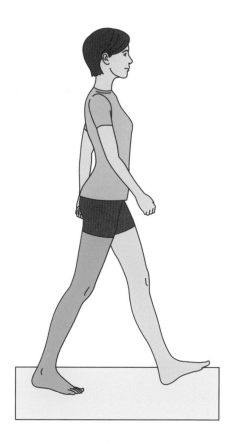

뒤쪽에서 발뒤꿈치가 지면에서 떨어질 때까지
한쪽 하지로 체중을 지탱하고 나서부터 무게중심이 앞으로 이동하고 지지하는 쪽 발뒤꿈치가 지면에서 떨어질 때까지를 말한다. 한 발 지지기에 해당한다.

반대편 하지의 초기 접지기까지
지지하는 쪽 발뒤꿈치가 지면에서 떨어진 후부터 반대쪽 하지의 초기 접지기까지를 말한다. 한 발 지지기의 끝에 해당한다.

기본 동작 〈걷기〉의 개요
유각기의 동작 분석

POINT

- 초기 유각기는 앞으로 내디디기 위해 넙다리를 앞으로 가속하는 시기이다.
- 중간 유각기에는 걸려 넘어지지 않도록 지면과 발 사이의 거리를 확보한다.
- 말기 유각기는 다음 초기 접지기를 준비하는 단계이다.

유각기는 세 단계로 나뉜다

유각기는 초기, 중간, 말기로 나눌 수 있다.

● 초기 : 양쪽 허벅지가 교차할 때까지

관찰하는 쪽의 발끝이 지면에서 떨어진 순간부터 하지가 앞을 향해 내밀기 시작하고 좌우 허벅지가 교차하기(옆에서 볼 때 양쪽 허벅지가 교차한다)까지를 초기 유각기라고 한다. 초기 유각기는 지면에서 떨어진 하지를 앞으로 크게 내디디기 위해 넙다리를 앞으로 가속하는 과정이다. 이때 공중에 떠 있는 다리(유각) 쪽 골반은 후방으로 회전한다.

정상인의 경우에는 하지를 내미는 궤도가 골반 아래를 지나간다. 궤도가 골반보다 밖으로 튀어나와 바깥쪽으로 돌리는 일은 없다.

● 중간 : 종아리가 지면과 수직이 될 때까지

양쪽 허벅지가 교차하고 나서 공중에 떠 있는 쪽 하지를 다시 앞으로 내밀고 종아리가 지면에 수직이 되는 곳까지를 중간 유각기라고 한다. 이때 골반은 거의 수평이고 정면을 향한다. 중간 유각기에는 공중에 떠 있는 쪽 하지를 앞으로 옮기고 걸려 넘어지지 않도록 발과 지면과의 거리를 충분히 확보하는 역할을 한다.

● 말기 : 앞쪽에서 발뒤꿈치가 지면에 닿기 직전까지

공중에 떠 있는 다리 쪽 종아리가 지면에 수직이 될 때부터 하지를 다시 앞으로 내밀고 앞쪽에서 발뒤꿈치가 착지하기 직전까지를 말기 유각기라고 한다. 이때 무릎을 구부린 다리 쪽 골반이 앞쪽으로 회전한다. 말기 유각기는 넙다리나 종아리가 전방으로 이동하는 것을 멈추고 다음 초기 접지기를 준비하는 과정이다.

 키워드

초기 유각기
발끝이 지면에서 떨어지고 나서 양쪽 허벅지가 교차할 때까지를 말한다.

중간 유각기
양쪽 허벅지가 교차하고 나서 종아리가 지면에 수직이 될 때까지를 말한다.

말기 유각기
종아리가 수직이 되고 나서 전방에서 발뒤꿈치가 지면에 닿기 직전까지를 말한다.

유각기의 자세한 동작

입각기의 다섯 가지 시퀀스의 마지막 단계인 전 유각기는 다시 초기 유각기, 중간 유각기, 말기 유각기로 나뉜다.

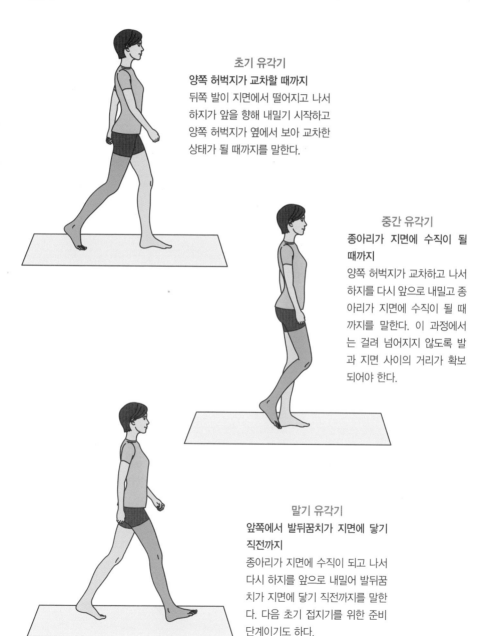

초기 유각기
양쪽 허벅지가 교차할 때까지
뒤쪽 발이 지면에서 떨어지고 나서
하지가 앞을 향해 내밀기 시작하고
양쪽 허벅지가 옆에서 보아 교차한
상태가 될 때까지를 말한다.

중간 유각기
종아리가 지면에 수직이 될 때까지
양쪽 허벅지가 교차하고 나서
하지를 다시 앞으로 내밀고 종
아리가 지면에 수직이 될 때
까지를 말한다. 이 과정에서
는 걸려 넘어지지 않도록 발
과 지면 사이의 거리가 확보
되어야 한다.

말기 유각기
앞쪽에서 발뒤꿈치가 지면에 닿기 직전까지
종아리가 지면에 수직이 되고 나서
다시 하지를 앞으로 내밀어 발뒤꿈
치가 지면에 닿기 직전까지를 말한
다. 다음 초기 접지기를 위한 준비
단계이기도 하다.

147

〈걷기〉 동작을 가능하게 하는 메커니즘

발꿈치 흔들지레의 역할

POINT

● 보행 시 발의 지점은 흔들의자처럼 이동한다.
● 착지한 발뒤꿈치가 지점이 되는 것을 '발꿈치 흔들지레'라고 한다.
● 착지하는 순간의 충격은 대부분 근육의 원심성 수축에 의해 흡수된다.

흔들의자의 움직임

걷기 동작의 구조는 발을 지점으로 해서 중력에 의해 몸이 앞으로 넘어짐으로써 보행의 추진력을 얻는 도립진자의 모델에 비유할 수 있다(→ P.138 참조). 지점은 하지가 회전하는 축(회전축)이다. 인간의 경우에는 이 회전축이 3곳 있는데, 걷기 동작의 경과에 따라 이동한다.

전방에 발뒤꿈치가 착지했을 때는 발뒤꿈치를 지나는 축을 회전축으로 해서 하지가 앞으로 회전하기 시작한다. 그리고 발바닥의 전면이 지면에 닿으면 회전축은 발관절로 옮겨가고 다시 발뒤꿈치가 지면에서 떨어지면 이번에는 발허리발가락관절(중족지절간관절)이 회전축이 된다. 이런 식으로 회전축이 이동하는 모습이 흔들의자와 매우 비슷하다고 해서 하지가 회전하는 메커니즘을 흔들지레 기능(Rocker Function)이라고 한다.

발뒤꿈치가 지점이 되는 발꿈치 흔들지레

앞으로 내민 하지의 발뒤꿈치가 지면에 닿고 발뒤꿈치를 회전축으로 하지가 회전하는 것을 발꿈치 흔들지레(Heel Rocker)라고 한다. 만일 발바닥 전체가 지면에 닿으면 전방으로 이동하는 무게중심의 움직임은 일단 멈춰 버린다. 하지만 발뒤꿈치가 둥글어 지면에 닿으면 앞으로 구르고 그 위로 실리는 하지가 앞으로 회전하며 무게중심도 멈추지 않고 앞으로 계속 움직인다.

지면에 닿는 순간, 발뒤꿈치에는 큰 충격이 가해진다. 그래서 착지 순간에는 하지나 몸통의 근육이 대부분 원심성 수축을 일으켜 그 충격을 흡수한다.

키워드

**발허리발가락관절
(중족지절간관절)**

각 발뒤꿈치의 발허리뼈와 지절골 사이의 관절을 말한다. MP관절이라고도 한다. 일반적인 발끝 서기는 이 관절을 굽혀 서는 것이다.

흔들지레 기능

걷기 동작에서 하지가 회전하기 위해 회전축이 이동하는 모습을 말한다. 흔들의자와 비슷하다고 해서 흔들지레 기능이라고 한다.

발뒤꿈치 흔들지레

발뒤꿈치의 둥근 모양이 회전축이 되어 종아리가 회전하는 보행 시의 메커니즘을 말한다.

메모

로커

흔들의자 다리 부분의 요동축으로, 흔들의자 밑 부분에 대는 활 모양의 나무 막대를 말한다.

**발꿈치 흔들지레만으로는
관절의 움직임을
동반하지 않는다**

발뒤꿈치의 둥근 모양이 회전축이 되므로 3개의 회전축 중에서 발꿈치 흔들지레로 인한 하지의 회전만은 관절의 움직임을 동반하지 않는다.

하지의 회전축 : 발꿈치 흔들지레

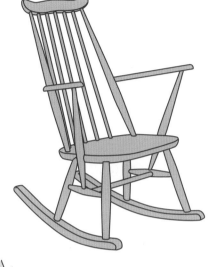

흔들의자의 지점
흔들의자는 다리가 곡선을 그리고 있어
앞뒤로 흔들림에 따라 지점이 바뀌어간다.

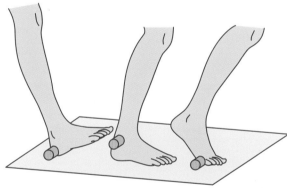

보행 시 발의 흔들지레 기능
보행 시 하지의 회전축은 발뒤
꿈치에서 발끝 쪽으로 이동한
다. 그 모습이 흔들의자와 비슷
하다고 해서 흔들지레 기능이라
고 한다.

---

column | **발뒤꿈치에 존재하는 충격 흡수재**

발꿈치 흔들지레의 기능이 제대로 작동하려면 발뒤꿈치로 착지해야 하는데, 그 발뒤꿈치에는 착지 시 큰 충격이 가해진다. 발뒤꿈치에는 발뒤꿈치 지방체라고 하는 충격 흡수재가 존재한다. 그런데 거듭되는 발뒤꿈치 하중 등으로 인해 발뒤꿈치 지방체에 염증이 생기거나 위축되면 강한 통증 때문에 걷기조차 힘들 수 있다. 발뒤꿈치 부근에 통증이 생기는 경우에는 '발뒤꿈치 지방체 위축' 이나 '족저근막염', '종골극 증후군'이라 불리는 질환일 수 있다.

149

〈걷기〉 동작을 가능하게 하는 메커니즘
발목관절 흔들지레와 전족부 흔들지레

- 발바닥 전체가 지면에 닿아 있을 때는 발관절이 회전축이 되는 발목관절 흔들지레이다.
- 뒤꿈치가 뜨면 발허리발가락관절이 회전축이 되는 전족부 흔들지레이다.
- 전족부 흔들지레는 보폭을 조정하고 방향을 전환하는 데 중요하다.

발바닥 전면이 지면에 닿아 있을 때의 회전축

발바닥 전체가 지면에 닿아 있는 상태에서 하지가 앞으로 회전해 나갈 때 그 회전축은 발관절(Ankle)에 있는데, 이를 '발목관절 흔들지레(Ankle Rocker)'라고 한다. 이 과정에서 발관절은 발바닥쪽굽힘 자세(저굴위)에서 등쪽굽힘 자세(배굴위)로 바뀌고 몸의 무게중심은 발관절 바로 위보다 약간 후방에서 바로 위 그리고 전방으로 이동한다. 후반에 몸의 무게중심이 발관절 바로 위를 지나면 중력으로 몸이 앞쪽으로 기울면서 가속도가 붙는다. 그러면 종아리세갈래근인 가자미근이 원심성 수축을 일으켜 발관절이 너무 심하게 발등 쪽으로 굽지 않도록 다리 회전에 제동을 걸게 된다. 이 가자미근은 앞으로 꼬꾸라지지 않고 일정한 속도로 걷는 데 중요한 역할을 한다.

발뒤꿈치가 뜬 시점의 회전축

몸의 무게중심이 다시 앞으로 이동하고 후방에서 발뒤꿈치가 지면에서 떨어지면 하지의 회전축은 발허리발가락관절(중족지절간관절)로 옮겨간다. 이런 동작을 '전족부 흔들지레(Forefoot Rocker)'라고 한다. 전족부 흔들지레는 다음과 같이 중요한 역할을 한다.

회전축이 발관절에서 발허리발가락관절로 옮겨가면 무게중심이 그리는 원 궤도가 높아진다. 이를 통해 반대편 유각 상태에 있는 하지에 지면과의 거리나 시간 면에서 여유가 생겨 보폭을 넓힐 수 있다.

발허리발가락관절은 다섯 발가락에 있는데, 각 관절을 지나는 각기 다른 각도의 회전축을 사용해 방향을 전환할 수도 있다.

키워드

발목관절 흔들지레
발관절이 회전축이 되어 하지가 회전하는 것을 말한다. 발바닥 전체가 지면에 닿아 있을 때의 흔들지레 기능이다.

전족부 흔들지레
발허리발가락관절이 회전축이 되어 하지가 회전하는 것을 말한다. 발뒤꿈치가 들떴을 때의 흔들지레 기능이다.

보폭
걸음을 걸을 때 앞발 뒤축에서 뒷발 뒤축까지의 거리를 말한다.

메모

발허리발가락관절의 회전축
5개 발허리발가락관절(중족지절간관절)은 회전축이 조금씩 다르다. 엄지발가락의 회전축은 약간 안쪽으로 향하기 때문에 그 회전축을 사용하면 그 발의 반대쪽으로 방향을 전환할 수 있다.

세 회전축의 추이

정상인이 걸을 때는 발뒤꿈치부터 지면에 닿은 후 → 발바닥 전체가 닿고 → 발끝으로 차 낸다. 이 3단계로 회전축이 바뀐다.

[걷기] 동작과 흔들지레 기능

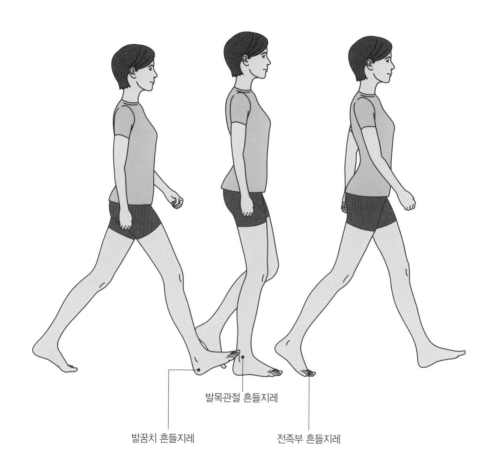

발목관절 흔들지레

발꿈치 흔들지레

전족부 흔들지레

● 발목관절 흔들지레의 역할

발바닥 전체가 착지해 있을 때는 발관절이 회전축이 되는 발목관절 흔들지레 기능이 작용한다. 무게중심이 상승해 앞으로 이동하면 지나치게 가지 않도록 발관절의 저굴근이 제동을 건다.

● 전족부 흔들지레의 역할

발뒤꿈치가 지면에서 떨어지면 발허리발가락관절을 회전축으로 한 전족부 흔들지레 기능이 작용한다. 발관절을 회전축으로 하는 것보다 무게중심의 원 궤도가 높아진다.

〈걷기〉 동작을 가능하게 하는 메커니즘
하지의 각 관절의 작용

POINT

● 하중과 충격에 대비하려면 골반의 엉치엉덩관절이 안정되어야 한다.
● 발관절은 복사뼈 모양으로부터 저배굴 0도 위치에서 가장 안정된다.
● 무릎관절이 완전히 펴지면 인대가 긴장되어 안정된다.

하지를 단단히 받쳐 주는 골반

하지는 유각기 끝 무렵이 되면 다음 발뒤꿈치의 착지와 그 충격에 대비해야 한다. 첫째, 다리와 발을 단단히 받쳐 주는 골반이 준비되어야 한다.

골반을 구성하는 엉치뼈(천골)와 관골(장골, 좌골, 치골)은 엉치엉덩관절(천장관절)로 연결되어 있다. 관절이라고는 해도 평면 관절로 움직임이 미미하지만, 이 관절의 안정화가 중요하다. 하지를 앞으로 내밀면 그 하지 쪽 관골이 뒤로 기울어진다. 그러면 엉치엉덩관절이 긴장한 상태가 되고 관절 안에서 뼈끼리 연결하는 골간인대, 엉치뼈(천골)와 궁둥뼈(좌골)를 연결하는 천결절 인대도 긴장 상태가 된다.

발관절과 무릎관절의 준비

둘째, 발관절이 안정되어야 한다. 발뒤꿈치가 지면에 닿는 순간, 발관절은 저배굴 0도가 되어 있어야 한다. 발관절은 목말뼈(거골)의 관절면 위에 정강이뼈(경골)와 종아리뼈(비골)가 올라탄 구조로 되어 있다. 목말뼈의 관절면은 앞쪽이 넓고 뒤쪽이 좁은 형태로 되어 있어 발관절을 발바닥 쪽으로 굽히면(저굴) 뒤쪽 좁은 부분에 정강이뼈와 비골이 실리게 되므로 관절이 느슨해진다. 저배굴을 0도로 해야 앞쪽 넓은 부분에 경골과 비골이 올라가 관절에 느슨함이 생기지 않고 안정된다.

셋째, 무릎관절이 펴지고 관절을 지탱하는 인대가 긴장되어 관절이 단단히 고정되는 것도 중요하다.

키워드

엉치엉덩관절(천장관절)
엉치뼈(천골)와 골반의 장골이 연결되는 관절을 말한다. 평면 관절로 움직임은 미미하다. 관절 안에서 엉치뼈와 장골은 골간인대로 연결되어 있다.

천결절 인대
좌골결절과 장골, 엉치뼈(천골), 꼬리뼈를 잇는 인대를 말한다. 좌골결절에 붙는 대퇴이두근은 천결절 인대와도 연결되어 있다.

평면 관절
관절을 구성하는 뼈끼리 평면으로 달라붙듯이 접해 있는 관절을 말한다. 거의 움직이지 않거나 아주 조금 어긋나는 정도로 움직인다.

메모

발관절 안정화에 작용하는 종아리 근육
종아리 후면으로부터 발바닥에 붙는 장비골근과 뒤정강근(후경골근)은 족부의 아치를 받치고 족부를 종아리 쪽으로 당겨 발관절을 안정되게 하는 작용을 한다.

〈보행〉 시 하지 관절의 작용

141쪽에서 설명한 다섯 가지 시퀀스 중 '부하 반응기'는 하지 관절이 담당하는 역할에 큰 영향을 미친다.

● 하중에 대비하는 하지 관절의 배열

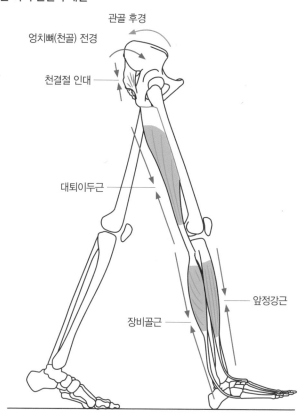

관골 후경

엉치뼈(천골) 전경

천결절 인대

대퇴이두근

앞정강근

장비골근

하지의 각 관절이 하중과 충격에 대비한다

관골이 뒤로 기울고 엉치뼈(천골)와의 사이에 뒤틀림이 생겨 골간인대가 팽팽한 상태가 된다. 대퇴이두근이 천결절 인대를 당겨 엉치엉덩관절을 안정되게 한다. 족부는 하퇴근에 의해 각도가 유지된다.

---

column | **발관절이 저배굴 0도에서 안정되는 이유**

종아리의 경골과 비골을 얹는 목말뼈의 관절면은 앞이 넓고 뒤가 좁다. 저굴위(발바닥쪽 굽힘 자세)가 되면 관절면의 좁은 곳에 종아리의 뼈가 실리기 때문에 관절에 느슨함이 생긴다. 저배굴 0도에서는 관절면의 넓은 부분에 종아리의 뼈가 실리기 때문에 안정된다.

〈걷기〉 동작을 가능하게 하는 메커니즘
하지의 각 근육의 작용

POINT
- 착지 충격은 발관절, 무릎관절, 엉덩관절에서 흡수한다.
- 충격을 받아들이려면 발관절이 안정적이어야 한다.
- 특히 살짝 구부러져 불안정한 무릎관절의 안정화가 중요하다.

각 관절로 충격을 유연하게 흡수

하지를 내밀어 전방에서 착지하는 순간, 하지에 가해지는 큰 충격은 하지의 각 관절에서 흡수한다.

발관절은 저배굴 0도로 착지한 후 5도 정도 발바닥 쪽으로 굽힌다(저측굴곡). 이때 앞정강근이 원심성 수축을 하여 발관절이 지나치게 발바닥 쪽으로 구부러져 발바닥 전체가 지면에 닿아 버리는 것을 막는 동시에 관절에 미치는 충격을 흡수한다.

발뒤꿈치가 착지하기 직전에 펴져 있던 무릎관절은 착지와 함께 15도 정도 구부려 충격을 흡수한다. 앞정강근(전경골근)이 종아리를 앞쪽으로 당겨 무릎을 구부리는 한편, 넙다리네갈래근이 원심성 수축에 의해 무릎관절이 지나치게 구부러지지 않도록 막는다.

무릎관절의 안정도 중요하다

발뒤꿈치가 지면에 닿고 무릎이 구부러지기 시작했을 때 하지의 각 관절은 안정되어 있어야 한다. 특히, 무릎관절은 펴진 상태에서 약간 구부러져 불안정해진다.

이 무릎관절의 안정화에는 큰볼기근(대둔근)이 깊이 관여한다. 큰볼기근은 넙다리를 펴기 때문에 그 힘으로 종아리와 발을 지면을 향해 밀어붙이게 된다. 또한 큰볼기근은 넙다리를 바깥쪽으로 회전시키고(가쪽돌림), 종아리의 정강이뼈는 구조상 안쪽으로 회전하기(안쪽돌림) 때문에 관절 안에 있는 전·후십자인대가 교차하여 조여지면서 무릎관절이 안정된다.

메모

넙다리와 종아리의 회전
발이 착지했을 때 큰볼기근이 작용하면 넙다리가 바깥쪽으로 회전(가쪽돌림)한다. 발이 지면에 고정되어 있으므로 종아리는 안쪽으로 회전(안쪽돌림)하게 된다.

발관절이 너무 심하게 굽으면 안 되는 이유
발관절을 발바닥 쪽으로 굽혀 발바닥 전체가 지면에 닿으면 낙하 에너지에 제동이 걸린다. 그러면 발꿈치 흔들지레의 기능을 이용하지 못하기 때문에 낙하 에너지를 전진하는 추진력으로 쓸 수 없다.

하지의 충격 흡수 메커니즘

보행 시의 충격은 하지의 각 관절에서 흡수한다. 무릎관절과 엉덩관절에서 흡수하는 충격은 다음과 같다.

● 무릎관절

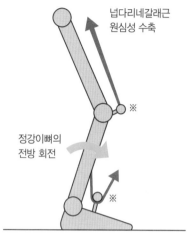

정강이뼈의
전방 회전

※ 근력이 전달되는 방법을 모식적으로 나타낸 것

무릎관절에 의한 충격 흡수

앞정강근이 종아리를 앞으로 회전시켜 무릎관절을 경도로 굽히는 동시에 넙다리네갈래근이 무릎관절이 굽지 않도록 안정시킴으로써 충격을 흡수한다.

● 엉덩관절의 충격 흡수

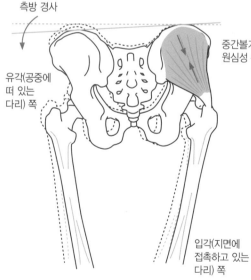

측방 경사

유각(공중에 떠 있는 다리) 쪽

중간볼기근 원심성 수축

입각(지면에 접촉하고 있는 다리) 쪽

골반의 경사와 충격 흡수

발이 지면에 닿으면 골반이 공중에 떠 있는 다리 쪽으로 약간 경사진다. 이때 착지한 쪽의 중간볼기근이 원심성 수축을 하여 충격을 흡수한다.

〈걷기〉 동작을 가능하게 하는 메커니즘
무게중심의 상승

POINT
● 보행의 추진력을 얻기 위해서는 내려간 무게중심을 높이 끌어올려야 한다.
● 무게중심을 끌어올리는 것은 무릎관절의 신전 운동이다.
● 무릎관절의 신전에는 엉덩관절과 발관절의 협조적인 움직임이 필요하다.

무릎관절의 신전과 엉덩관절, 발관절의 협조

보행의 기본적인 추진력은 중력이다. 똑바로 선 자세일 때 몸의 무게중심은 가장 높은 위치에 있다.

그런데 발을 지점으로 앞으로 넘어가면 몸의 무게중심이 내려간다. 걷기 동작을 계속하기 위해서는 내려간 무게중심을 다시 높은 위치까지 끌어올려야 한다. 이 역할을 하는 것이 무릎관절의 신전인데, 엉덩관절과 발관절도 이에 협조적으로 움직여야 한다.

몸의 무게중심을 높은 위치로 끌어올린다

발뒤꿈치가 지면에 닿고(초기 접지기), 하지가 착지의 충격을 흡수하는 부하 반응기에서 입각 중간에 걸쳐 발관절에서는 종아리세갈래근인 가자미근이 원심성 수축을 해서 정강이뼈가 앞으로 쓰러져 버리는 움직임에 제동을 건다. 또한 엉덩관절에서는 큰볼기근과 큰모음근이 넙다리를 펴게 만든다. 이때 종아리, 넙다리도 전방으로 회전하는데, 종아리가 회전하는 속도보다 넙다리가 회전하는 속도가 좀 더 빠르므로 결과적으로 무릎관절이 펴진 자세가 되어 몸의 무게중심을 가장 높은 위치로 밀어 올릴 수 있다.

 키워드

큰모음근(대내전근)
넙다리 안쪽에 있고 좌골결절에서 넙다리뼈로 이어지는 넓은 근육을 말한다. 넙다리의 모음(내전) 외에도 신전(폄)에 관여한다.

---

column **부하 반응기의 넙다리네갈래근의 작용**

부하 반응기에는 몸의 무게중심을 밀어 올릴 때 무릎관절이 펴진다. 무릎관절의 주요 폄근(신근)은 넙다리네갈래근이지만, 부하 반응기에는 넙다리네갈래근이 무릎관절을 펴는 기능보다 무릎관절이 하중에 밀려 구부러지지(무릎 꺾임 → P.134 참조) 않도록 제어하는 역할을 한다. 무릎관절의 신전(폄)은 종아리세갈래근인 가자미근이 정강이뼈 전방 회전을 정지하고 큰볼기근 등이 넙다리를 신전시킴으로써 결과적으로 일어나는 동작이다.

보행 시의 무게중심 이동

138쪽에서 설명한 바와 같이 보행은 위치 에너지를 운동 에너지로 바꾸는 연속 동작이다. 한 번 내려간 무게중심을 다시 높이 끌어올려야 하는 것이다.

● **무게중심을 다시 끌어 올린다**

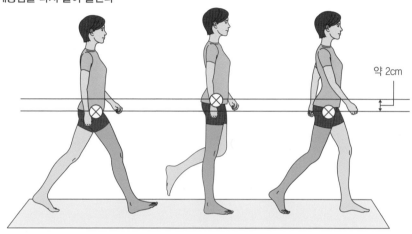

약 2cm

보행의 추진력은 중력이다. 계속 걸으려면 한 번 내려간 무게중심을 높은 위치까지 끌어올리는 동작을 반복해야 한다.

● **엉덩관절과 발관절의 협조 운동**

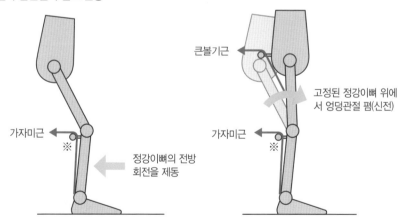

큰볼기근

고정된 정강이뼈 위에서 엉덩관절 폄(신전)

가자미근
※

가자미근
※

정강이뼈의 전방 회전을 제동

발관절에서는 가자미근의 원심성 수축이 종아리의 전방 경사에 제동을 건다. 한편, 큰볼기근과 큰모음근이 엉덩관절을 펴게 만들어 넙다리가 앞으로 빠르게 회전한다. 전방으로 회전하는 속도는 종아리보다 넙다리 쪽이 빨라지면서 하지가 펴져 몸의 무게중심을 끌어올린다.

※ 근력이 전달되는 방법을 모식적으로 나타낸 것

〈걷기〉 동작을 가능하게 하는 메커니즘
한쪽 다리를 앞으로 내밀 때

POINT

● 유각기의 넙다리와 종아리는 이중진자의 원리로 움직인다.
● 한쪽 다리를 앞으로 내미는 데는 힘이 별로 들지 않는다.
● 장요근과 종아리세갈래근의 긴장이 풀리면 발이 지면에서 떨어진다.

에너지 소모가 적다

발이 지면에서 떨어져 있을 때(유각기)의 넙다리와 종아리는 하나의 진자 끝에 또 다른 진자가 붙어 있는 이중진자의 원리로 움직인다. 엉덩관절을 지점으로 넙다리뼈가 연결된 제1 진자에 종아리에서 아랫부분으로 구성된 제2의 진자가 붙어 있는 이미지이다.

발이 지면에서 떨어지면 엉덩관절을 굽히는 근육이 작용하여 넙다리가 앞으로 돌출된다. 이때 넙다리에 이어지는 종아리는 관성에 의해 뒤에 남고 그 결과 무릎관절이 굽는다. 다시 넙다리가 앞으로 나가면서 말기 유각기에 접어들고 넙다리가 전방으로 나가는 데 제동이 걸리면 종아리는 관성에 의해 앞으로 나아간다.

한쪽 다리를 앞으로 내밀 준비

후방에서 발이 지면에서 떨어질 때 엉덩관절은 펴져 있다. 이때 엉덩관절은 굽힘근(굴근)인 장요근이 늘어난 스프링 같은 상태에서 원심성 수축을 한다. 그리고 반대쪽 발이 착지해서 무게중심이 그쪽으로 옮겨가면 지면에 닿아 있는 다리(입각) 쪽 장요근이 하중으로부터 해방되어 스프링이 단숨에 움츠러들듯 수축하고 공중에 떠 있는 다리(유각)를 앞으로 내민다.

발관절의 경우, 말기 입각기에는 발뒤꿈치를 올리기 위해 종아리세갈래근이 강하게 수축한다. 그런데 반대쪽 발이 지면에 닿으면서 하중이 그쪽으로 옮겨가면 하중으로부터 해방되어 단번에 발관절의 발바닥쪽굽힘(저굴)과 무릎관절 굽힘(굴곡)이 일어나 발이 지면에서 떨어진다.

이중진자

하나의 진자 끝에 또 다른 진자가 붙어 있는 진자를 말한다. 유각기의 하지는 이중진자의 원리로 움직인다.

유각기의 역학적인 분석

● 유각기에 하지가 움직이는 원리

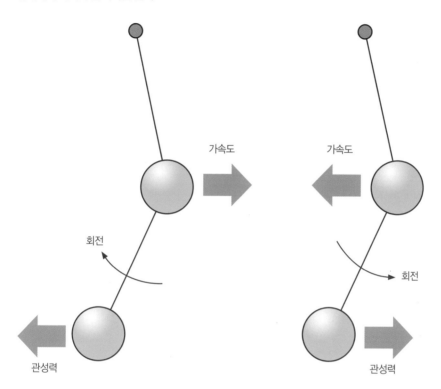

이중진자의 원리

유각기의 하지는 하나의 진자 끝에 또 하나의 진자가 붙은 이중진자의 원리로 움직인다. 먼저 넙다리와 무릎관절이 앞으로 나아가면 종아리는 관성으로 남겨지고 무릎관절이 굽는다. 이어 넙다리가 앞으로 나아가는 데 제동이 걸리면 관성으로 인해 종아리가 앞으로 밀려난다.

---

column ▶ **유각을 위한 에너지는 그 직전에 비축된다**

예를 들어 엉덩관절은 발을 앞으로 내밀기 직전에는 신전위이며 이때 장요근이 원심성 수축을 한다. 이 장요근의 상태는 스프링을 잡아 늘린 상태와 같은데, 당기는 힘이 해제되면 단번에 줄어든다. 즉, 잡아 늘린 상태일 때 다음 수축을 위한 에너지가 비축되는 것이다. 이 메커니즘은 종아리의 종아리세갈래근(하퇴삼두근)에도 작용한다. 장요근이나 종아리세갈래근에 에너지가 비축된 상태에서 몸의 하중이 반대편 다리로 옮겨가면 하중에서 해방된 장요근이나 종아리세갈래근이 강하게 수축해 엉덩관절과 무릎관절 굽힘(굴곡)과 발관절의 발바닥쪽굽힘(저굴)이 일어나 발이 지면에서 떨어지는(유각) 것이다.

〈걷기〉 동작을 가능하게 하는 메커니즘

골반의 수평 이동

POINT

- 보행 중일 때 골반은 항상 거의 수평으로 유지된다.
- 골반을 수평으로 유지하는 것은 입각 쪽 엉덩관절의 벌림근이다.
- 넙다리 안쪽에 붙는 큰모음근이 한 발 지지기에 무게중심을 무릎관절 위에 둔다.

한 발 지지기일 때도 골반은 거의 수평

　보행 중에 골반은 거의 수평 상태를 유지한다. 양발이 지면에 닿아 있는 두 발 지지기는 물론, 한쪽 다리로 체중을 지탱하는 한 발 지지기에도 골반이 거의 수평으로 유지된다. 엉덩관절을 벌리는(외전) 근육이 작용해 지면에서 떨어져 있는 하지의 무게로 인해 골반이 기울지 않도록 하기 때문이다. 엉덩관절 벌림근(외전근)은 골반 상외 측으로 뻗어나가는 장골로부터 넙다리와 종아리의 바깥쪽에 붙어 다리를 밖으로 벌리는 작용을 하는 근육인데, 하지가 움직이지 않도록 고정하면 골반의 장골 부분을 하지 쪽으로 당기게 된다.

　골반을 수평으로 유지하는 근육은 엉덩관절의 각도에 따라 바뀐다. 초기 접지기부터 부하 반응기에 엉덩관절이 굽어 있을 때는 큰볼기근의 상부가 작용한다. 또한 엉덩관절이 굽힘(굴곡) 0도에 있고 거의 곧게 서 있는 상태가 되었을 때는 중간볼기근이 작용한다. 그리고 말기 입각기에 엉덩관절이 신전위가 되면 작은볼기근(소둔근)이나 넙다리근막긴장근(대퇴근막장근)이 골반을 지탱하게 된다.

무게중심은 무릎관절 위에

　위와 같이 한쪽 하지로 체중을 지탱하고 있을 때는 엉덩관절을 벌리는(외전) 근육이 작용해 골반이 지면에서 떨어져 있는 다리 쪽으로 기울지 않도록 하는데, 이 상태일 때 넙다리 안쪽에 있는 큰모음근도 중요한 작용을 한다. 큰모음근은 좌골결절에서 넙다리뼈에 붙어 있는데, 넙다리를 모음(내전)시켜 무릎을 바짝 안쪽으로 조임으로써 이른바 팔자걸음이 되지 않도록 한다.

메모

넙다리근막긴장근 (대퇴근막장근)

장골에서 장경인대(메모 참조)에 붙는 근육으로, 넙다리의 벌림(외전)이나 굽힘(굴곡), 안쪽돌림(내회전) 작용을 한다.

장경인대

장골과 경골을 연결하고 넙다리 바깥쪽을 세로로 달리는 강인한 섬유성 조직을 말한다. 대퇴부에 있는 근육을 한꺼번에 감싸는 넙다리근막(대퇴근막)의 일부가 두꺼워진 것이다.

보행 시 신체 전액면의 안정성

보행 시 신체의 전액면(시상면에 대하여 수직으로 신체를 앞부분과 뒷부분으로 나누는 면), 즉 몸 복부 쪽 안정성
을 유지하는 데는 골반을 지지하는 근육이 중요한 역할을 한다.

[골반을 수평으로 유지하는 근육]
● 볼기근(둔근)
보행 시 골반은 거의 수평으로 유지된다. 초기 접지기부터 부하 반응기에는 큰볼기근이 골반을 넙다리뼈 쪽으로
당기고 착지해 있던 다리가 직립할 무렵에는 큰볼기근, 말기 입각기는 작은볼기근(소둔근)과 넙다리근막긴장근
(대퇴근막장근)이 골반을 넙다리뼈 쪽으로 당겨 수평 상태를 유지한다.

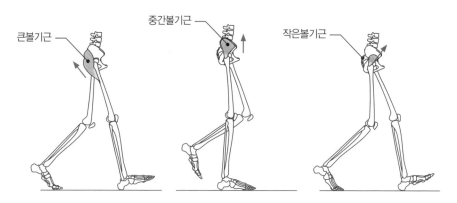

[무게중심을 무릎관절 위에 유지하는 힘]

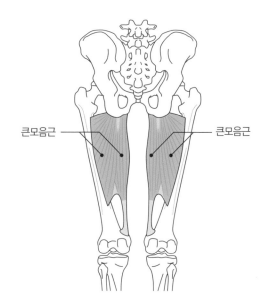

● 큰모음근
좌골결절에서 넙다리뼈로 붙는 큰모음
근이 넙다리를 몸의 중심축 방향으로
모으고(내전) 무릎을 바짝 조여 굽히지
않도록 하며 한 발 지지기에 몸의 무게
중심이 무릎관절 위에서 좌우로 어긋
나지 않도록 한다.

육안으로 관찰하는 동작 분석 〈걷기〉
전체적인 특징 관찰

● 보행은 10m 정도 되는 직선을 걷게 해서 평가한다.
● 동작의 좌우 차이, 리듬, 무게중심의 움직임 같은 전체적인 특징을 확인한다.
● 단차가 있는 곳이나 울퉁불퉁한 곳에서 걷는 모습을 관찰하기도 한다.

전체적인 보행의 관찰 포인트

일반적으로 아무런 도움 없이 40~50m를 혼자 걸을 수 있다면 자립적 보행이라고 할 수 있다. 정상인의 평균적인 보행 속도는 남성 80m/min, 여성 75m/min 정도이다. 보행 속도는 연령이나 성별에 따라 다르지만, 대략 36~124m/min 범위에 들어간다.

걸음걸이는 10m 정도의 직선을 걷게 해 정상적인 보행인지, 그렇지 않은 경우는 어떻게 이탈하는지 관찰하여 평가한다. 전체적으로는 안정된 보행인지, 팔과 다리를 대칭적으로 교대로 움직이는지, 보폭이 적절하고 좌우 차이가 없는지, 걷는 리듬이 일정한지, 속도가 지나치게 느리지 않은지 등을 관찰한다.

생활 속 보행을 평가하기 위해

보행 시에 머리와 시선을 자유롭게 움직이는지, 발 밑만 보면서 걷지는 않는지, 대화하면서 걸을 수 있는지 관찰한다. 특별히 집중하지 않아도 자연스럽게 걸을 수 있는지를 보는 것이다.

직선 보행뿐 아니라 커브를 돌거나 방향 전환을 하는 등의 동작이 원활한지, 야외의 평평하지 않은 곳이나 단차도 문제 없이 걸을 수 있는지, 인파 속에서 걸을 수 있는지, 신호가 바뀌기 전에 횡단할 수 있는지도 관찰해 두면 유용한 정보가 된다.

또한 보행에 사람의 도움이나 지팡이 같은 보조구가 필요한 경우에는 무엇이 어떤 상황에서 필요하며 보조구가 없으면 어떻게 걷는지를 관찰하고 기록해 두는 것도 중요하다.

 키워드

걸음걸이

걸음을 걷는 모양새를 말한다. 인간을 포함한 동물의 보행 패턴을 말한다.

 메모

나사 잠김 운동 (Screw Home Movement, SHM)

무릎관절을 굽힘 자세(굴곡위)에서 신전시키면 종아리가 10~15도 바깥쪽으로 회전하는 움직임을 말한다. 무릎관절이 완전히 펴지기 위해서는 나사 잠김 운동이 필요하다. 나사 잠김 운동은 넙다리뼈 하단의 내측과 외측의 크기나 모양 차이, 넙다리뼈가 실리는 정강이뼈 관절면 형태, 더나아가 전십자인대나 내측측부인대의 긴장 등에 의해 생기는 수동적인 움직임이다.

걸음걸이 인증

인간의 경우, 걸음걸이가 모두 같아 보이지만, 성별이나 체격 등에 따른 차이와 개인적인 버릇 등이 있어 걸음걸이에도 개성이 나타난다. 이 때문에 걸음걸이를 개인 인증에 이용하는 걸음걸이 인증 기술을 연구하는 사람들이 있다.

걷기 동작(전체)의 관찰 포인트

140쪽에서 설명한 5단계의 관찰 포인트를 표로 정리했다. 관찰 포인트는 다음과 같다.

초기 접지기		발뒤꿈치 접지 시에 하중에 대비해 하지를 정렬할 수 있는가?
부하 반응기		부하 반응기에 충격을 흡수할 수 있게 되어 있는가?
부하 반응기에서 중간 입각기		전체 발바닥 접지에서 중간 입각기에 무릎관절이 펴져 있는가? • 무릎관절의 내반 정렬이 중립위로 돌아와 있는가? • 무릎관절에서 나사 잠김 운동(→ P162 메모 참조)이 생기는가?
말기 입각기		발관절의 발등굽힘(배굴)과 엉덩관절 신전이 제대로 조절되는가? • 발뒤꿈치를 지면에서 적절히 떼는가? • 발허리발가락관절(→ P.148 메모 참조)에서 전족부 흔들지레(→ P.150 참조)가 성립하는가? • 발뒤꿈치를 지면에서 뗄 때 반대쪽으로 무게중심을 밀어 내는가? 이때 엉덩관절의 벌림근을 사용하는가?
유각기		엉덩관절로 유각에 필요한 대퇴부의 가속을 만들어 내는가? • 말기 유각기에 무릎관절을 펴서 접지 준비를 하는가?

육안으로 관찰하는 동작 분석 〈걷기〉

초기 접지기의 발뒤꿈치와 접지

POINT

- 초기 접지기에는 발뒤꿈치로 착지해야 발뒤꿈치 흔들지레를 사용할 수 있다.
- 간신히 발뒤꿈치로 착지하는가, 발바닥 전체나 발끝으로 착지하는가?
- 발관절의 배굴근 근력 저하나 발관절의 가동범위 제한이 요인이다.

발뒤꿈치가 아닌 다른 곳으로 착지한다면?

초기 접지기(처음 닿기)는 앞으로 내민 하지의 발뒤꿈치가 지면에 닿는 순간이다. 발꿈치 흔들지레(→ P.148 참조)가 제대로 기능을 발휘하여 앞으로 나아가기 위해서는 발뒤꿈치로 착지해야 한다.

발뒤꿈치로 착지하기는 하지만, 발관절이 약간 저굴한 경우나 발바닥 전체로 착지하는 경우(발바닥 접지), 발끝에 가까운 쪽으로 착지하는 경우(발끝 접지) 등은 초기 접지에 이상이 있다고 볼 수 있다.

발관절의 가동범위 제한 유무

발뒤꿈치로 착지한다 해도 발바닥이 즉시 지면에 닿아 버리는 경우나 발바닥 전체로 착지하는 경우에는 발관절의 배굴근이 약해 발관절의 각도를 유지할 수 없기 때문이라고 볼 수 있다. 발관절의 배굴근은 종아리를 앞으로 당기는 작용도 하므로 이 근력이 약하면 종아리가 앞으로 가지 못하고 무릎관절이 펴져서 제대로 전진하지 못한다.

초기 접지 순간에 발관절이 발바닥쪽굽힘(저굴) 상태에 있고 발끝에 가까운 쪽으로 착지하는 경우에는 이어지는 동작을 세 가지 패턴으로 나눌 수 있다. 발관절의 가동범위에 제한이 없는 경우에는 초기 접지 후 하중을 받으면 즉시 발뒤꿈치가 떨어져 발바닥 전체가 지면에 닿는다. 이때 종아리는 거의 직립 상태이다. 한편, 발관절의 가동범위에 제한이 있어 배굴(발등굽힘)하지 못하는 경우에는 착지 후에 발뒤꿈치가 지면에 닿지 않은 채로 앞으로 나가거나 발뒤꿈치가 지면에 닿는 순간 무릎관절이 급격히 모두 펴지게 된다.

메모

발바닥 접지
발바닥 전체가 평평한 상태로 착지하는 모습을 말한다.

발끝 접지
발끝에 가까운 쪽으로 착지하는 모습을 말한다.

발뒤꿈치부터 제대로 착지하기 어려운 패턴

다음과 같은 네 가지 패턴을 생각할 수 있다.

[발관절을 충분히 발등 쪽으로 굽힐 수 없다]

● 발뒤꿈치는 닿지만, 발관절이 발등 쪽으로 굽지 않는다.

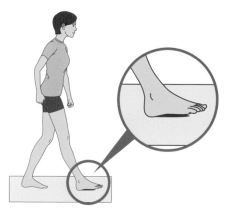

발관절을 저배굴 0도로 굽히기 힘들지만, 간신히 발뒤꿈치로 착지하는 것이다. 이 경우에는 발꿈치 흔들지레의 기능을 충분히 이용하기 어렵다.

[발뒤꿈치가 뜬 채로 입각]

● 발끝부터 착지해 버린다.

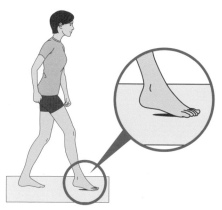

발관절이 저굴위(발바닥쪽굽힘 자세)로 가동범위 제한이 있는 경우, 발끝으로 착지하고 그대로 뒤꿈치가 뜬 상태로 입각하게 된다.

[발뒤꿈치가 즉시 지면에 떨어진다]

● 발끝으로 착지하자마자 발뒤꿈치가 지면에 닿는다.

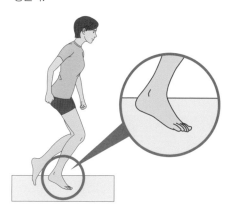

발관절을 충분히 발등 쪽으로 굽힐 수 없지만, 가동범위에는 제한이 없는 경우에는 발끝부터 내밀어 즉시 발뒤꿈치가 지면에 닿도록 착지한다.

[무릎관절을 급격히 편다]

● 발끝부터 착지하는데도 무릎관절이 급격히 과신전한다.

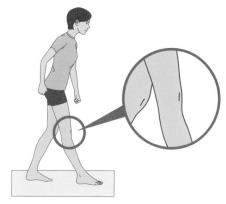

발관절이 저굴위이고 가동범위의 제한이 있는 경우, 발끝으로 착지한 후 급격히 무릎관절이 과신전(과다 폄)해 발뒤꿈치가 지면에 닿는다.

육안으로 관찰하는 동작 분석 〈걷기〉

무릎관절의 과신전

- 부하 반응기에 무릎관절이 과신전하면 발꿈치 흔들지레의 기능을 이용할 수 없다.
- 넙다리네갈래근이나 종아리세갈래근 문제, 통증 등이 요인일 수 있다.
- 엉덩관절을 안정적으로 펴지 못하면 결과적으로 무릎관절이 펴진다.

무릎관절이 제대로 구부러지지 않는다

부하 반응기에는 무릎관절이 약간 구부러져야 정상이다. 그런데 무릎관절이 과신전(과다 폄, 정상 가동범위를 넘어 펴지는 동작)하거나 하중과 동시에 갑자기 펴지는 경우가 있다. 무릎관절이 과신전하는 경우에는 종아리가 앞으로 나아가는 데도 방해가 되고 발꿈치 흔들지레(→ P.148 참조) 기능도 방해를 받기 때문에 원활하게 전진할 수 없게 된다. 무릎관절이 과신전하는 경우에는 관절포의 뒷부분이 손상될 위험성도 높다.

부하 반응기에 무릎관절이 펴지는 요인으로는 넙다리네갈래근의 근력 저하 또는 과긴장, 종아리세갈래근의 과긴장, 발관절의 배굴(발등굽힘) 제한 등을 들 수 있다. 무릎관절에 통증이나 감각 장애가 있을 때, 이를 피하려고 무릎관절을 펴기도 한다.

무릎이나 엉덩관절에 요인이 있는 경우도 있다

넙다리네갈래근의 근력 저하 등으로 무릎관절을 안정시켜 둘 수 없는 경우에는 하중에 의해 무릎관절이 굽지 않게 해야 한다. 이런 경우에는 몸통을 크게 앞쪽으로 기울이거나 골반을 뒤로 돌리는 듯한 동작을 볼 수 있다.

엉덩관절 폄(신전)에 제한이 있거나 장요근의 원심성 수축의 힘이 약한 경우에는 부하 반응기 후 엉덩관절을 신전시켜 하지를 후방으로 내보내지 못하기 때문에 몸통을 앞쪽으로 기울여 엉덩관절을 굽힘으로써 체중을 앞으로 이동하려고 한다. 그 결과, 무릎관절이 신전해 버린다.

 키워드

반사
외부 자극에 무의식적이고 자동적으로 반응하는 현상을 말한다. 근육이 관여하는 반사의 대표적인 예로는 무릎 인대(슬개건) 반사(넙다리네갈래근의 무릎 인대를 두드리면 무릎관절이 펴지는 반사)를 들 수 있다.

부하 반응기에 볼 수 있는 무릎관절의 문제 원인

[넙다리네갈래근 근력 저하]

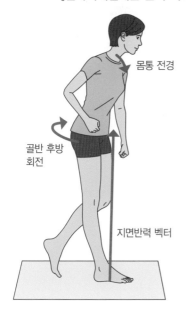

몸통 전경

골반 후방
회전

지면반력 벡터

● **넙다리네갈래근의 근력 저하로 무릎관절이**
과신전하는 경우

넙다리네갈래근의 근력이 저하되면 원심성 수축에
의해 무릎관절을 경도 굽힘 자세(굴곡위)로 유지하
지 못하기 때문에 무릎관절을 과신전시켜 구조적
으로 신전위로 유지하려고 한다. 몸통을 앞쪽으로
기울이고 골반을 회전해 지면반력 벡터(※)가 무
릎관절 앞을 지나가도록 하면 무릎관절은 신전위
로 유지된다.

※ 지면반력 벡터: 지면에 발을 딛고 있을 때 그 힘
  과 반대로 지면에서 생기는 반력(지면반력)이 작
  용하는데, 이때의 벡터를 말한다.

[엉덩관절 신전 제한]

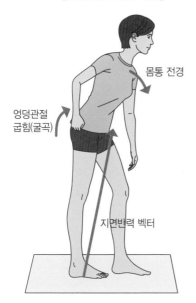

몸통 전경

엉덩관절
굽힘(굴곡)

지면반력 벡터

● **엉덩관절에 신전 제한이 있어 무릎관절이**
과신전하는 경우

엉덩관절을 신전하지 못하는 경우에는 하지를 후
방으로 보내 나아갈 수 없으므로 몸통을 앞쪽으로
기울여 체중을 앞으로 보내려고 한다. 그 결과, 지
면반력 벡터가 무릎관절 앞을 지나가게 돼 무릎관
절이 신전한다.

걷기 동작의 분석

육안으로 관찰하는 동작 분석 〈걷기〉
무릎이 꺾인다

POINT

- 넙다리네갈래근의 근력 저하 등으로 무릎관절을 제대로 신전할 수 없다.
- 발관절 저굴근의 근력 저하로 종아리의 전경을 멈출 수 없는 것도 무릎 꺾임의 원인이다.
- 무릎 꺾임을 막기 위해 몸통을 앞쪽으로 기울이거나 하지를 바깥쪽으로 회전해 걷는다.

무릎이 꺾이는 원인은?

무릎을 펴는 역할을 하는 넙다리네갈래근에 근력 저하나 마비 같은 기능 장애가 있는 경우, 부하 반응기에 하지에 체중이 실리면 무릎이 그 부하를 견디지 못하고 갑자기 탁 꺾이는 무릎 꺾임 현상이 일어난다. 발관절을 발바닥 쪽으로 굽히는 근육의 근력이 현저하게 떨어져 있는 경우에도 부하 반응기 이후에 종아리를 앞쪽으로 기울이는 과정에서 지나치게 경사지지 않게 제동을 걸지 못하기 때문에, 발관절이 배굴(발등굽힘)하는 순간 무릎 꺾임 현상이 일어난다.

무릎 꺾임 현상을 자주 경험하는 사람의 걸음걸이

무릎 꺾임 현상을 자주 경험하는 사람은 이를 막기 위해 정상인과는 다르게 걷는다. 예컨대 몸통을 앞쪽으로 기울여서 허리를 당기는 듯한 자세를 하고 몸의 무게중심선을 무릎관절보다 앞으로 내밀어 무릎관절이 굽는 방향으로 힘이 작용하지 않게 걷는 것이다. 아니면 손으로 무릎 위 주변을 눌러 무릎관절이 굽지 않도록 하기도 하고 하지를 바깥쪽으로 회전시켜 무릎관절을 과신전 상태로 만듦으로써 무릎 꺾임 현상을 막기도 한다.

메모

무릎관절은 신전위일 때 안정된다

선 자세나 보행 시 무릎관절은 그 구조상 신전위일 때 안정된다. 신전위일 때는 넙다리뼈가 정강이뼈에 거의 똑바로 올라타는 데다 관절을 지탱하는 인대가 긴장하기 때문이다. 이와 반대로 완전히 신전(폄)하지 않는 경우, 무릎관절을 지탱하려면 넙다리네갈래근 등 무릎관절 폄근(신근)의 힘이 필요하다.

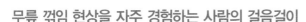

column 　　**무릎 꺾임의 원인이 되는 외상이나 질환**

무릎관절의 폄근인 넙다리네갈래근의 근력 저하로 무릎 꺾임 현상이 일어나는 경우가 있다. 그런데 넙다리네갈래근의 근력이 저하되는 사람의 상당수는 고령자이다. 젊은 사람이나 운동선수도 무릎 꺾임 현상을 경험할 수는 있지만, 이 경우는 자주 일어나는 현상이 아니다. 보행이나 주행 중에 갑자기 무릎이 꺾여도 그 후 아무런 문제 없이 걸을 수 있는 경우가 많다. 이 경우에는 무릎 반월판이나 인대 손상, 요추 추간판탈출증(허리 디스크) 등이 그 원인이라고 볼 수 있다.

무릎 꺾임 현상이란?

보행 시 무릎이 급격히 굽는 현상을 말한다. 몸이 지탱하지 못하고 무게중심이 중력을 따라 뚝 떨어진다.

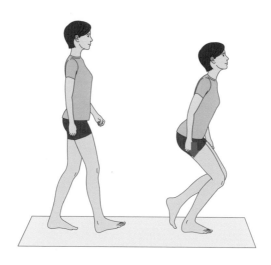

무릎 꺾임의 보상 동작

무릎 꺾임 현상이 일어나 사용할 수 없게 된 무릎관절 대신 행하는 보상 동작은 다음과 같다.

● 몸통을 앞쪽으로 기울인다　　● 손으로 무릎관절 위를 누른다　　● 종아리를 바깥쪽으로
　　　　　　　　　　　　　　　　　　　　　　　　　　　　　　　　　　 회전(가쪽돌림)한다

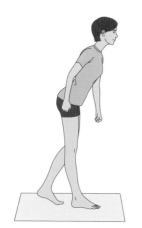 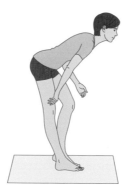 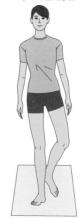

몸통을 앞쪽으로 기울여 몸의 무게중심선을 무릎관절보다 앞으로 이동시킴으로써 무릎 꺾임 현상을 막는다.

손으로 무릎관절을 눌러 굽지 않도록 한다.

종아리를 바깥쪽으로 회전(가쪽돌림)하면 무릎관절이 안정된다.

169

육안으로 관찰하는 동작 분석 〈걷기〉
입각 초기에 무릎관절이 굽어 버린다 ①

- 초기 접지와 동시에 무릎이 안쪽이나 바깥쪽으로 굽는 경우가 있다.
- 무릎관절이 내측 밀림 상태일 때는 외반, 외측 밀림 상태일 때는 내반한다.
- 초기 접지기에 무릎관절이 제대로 펴지지 않은 것이 주된 원인이다.

발이 착지한 순간의 무릎관절 모습

입각 초기에 정면에서 봤을 때 무릎관절이 똑바로 유지하지 못하고 안쪽이나 바깥쪽으로 굽는 경우가 있다. 무릎이 안쪽으로 들어가는 것을 내측 밀림, 밖으로 휘어지는 것을 외측 밀림이라고 한다. 내측 밀림 상태일 때는 무릎관절이 외반(바깥굽음)하고, 이와 반대로 외측 밀림 상태에서는 무릎관절이 내반(안쪽굽음)한다.

초기 접지 직후에 무릎이 흔들린다

발뒤꿈치가 전방에서 착지하는 초기 접지(처음닿기) 직후, 무릎관절이 바깥쪽이나 안쪽으로 구부려져 버리는 것은 초기 접지기에 무릎관절이 충분히 펴지지 않은 것이 원인이라고 볼 수 있다.

초기 접지기에는 무릎관절이 완전히 펴져 있어야 정상이다. 무릎관절이 펴지면 관절에 붙는 모든 인대가 팽팽하게 당겨져 관절이 제대로 지탱된다. 하지만 무릎관절이 굽으면 그 인대가 느슨해지고 관절의 지지대도 약해진다.

 키워드

내측 밀림
걷기 동작에서 하중을 받았을 때 무릎관절이 안쪽으로 들어가 버리는 것을 말한다.

외측 밀림
걷기 동작에서 하중을 받았을 때 무릎관절이 바깥쪽으로 굽는 것을 말한다.

 메모

내반(안쪽굽음) · 외반 (바깥굽음)
몸의 무게중심선에 대하여 사지 부분이 안쪽으로 휘어진 것을 내반(안쪽굽음), 바깥쪽으로 휘어진 것을 외반(바깥굽음)이라고 한다.

무지외반증은 외반의 일종
엄지발가락이 몸의 무게중심선보다 바깥쪽으로 굽어 외반한 상태를 말한다.

---

column   외측 밀림이 더 많다

내측 밀림은 X자형(외반슬) 다리인 사람, 외측 밀림은 O자형(내반슬) 다리인 사람에게 나타난다. 일본인의 경우, 무릎관절과 무릎관절에 관여하는 인대나 근육 등의 특징으로 인해 O자형 다리가 되기 쉬운 것으로 알려져 있지만, 임상적으로는 외측 밀림을 더 많이 볼 수 있다. 성인이 되고 나서부터 X자형 다리나 O자형 다리가 되는 원인의 대부분은 변형성 무릎관절염이다. O자형 다리인 사람은 안쪽 관절 연골이 닳아 있어 바깥쪽 인대에 부담을 준다. 이 상태에서 외측 밀림이 일어나는 보행을 계속하면 연골과 인대에 대한 부담이 가해져 악순환을 초래할 수 있다.

무릎관절의 흔들림

초기 접지기에는 무릎관절이 완전히 펴진 상태가 정상이다. 무릎관절이 구부려져 있으면 발이 지면에 닿는 순간 무릎이 흔들린다. 안쪽으로 흔들리는 경우와 바깥쪽으로 흔들리는 경우가 있다.

[내측 밀림]
● 입각 초기에 무릎관절이 안쪽으로 들어가 버린다.

[외측 밀림]
● 입각 초기에 무릎관절이 바깥쪽으로 휘어져 버린다.

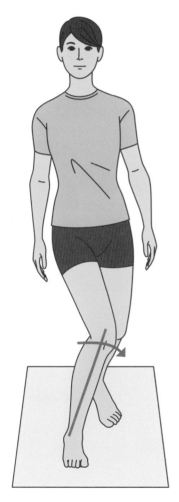

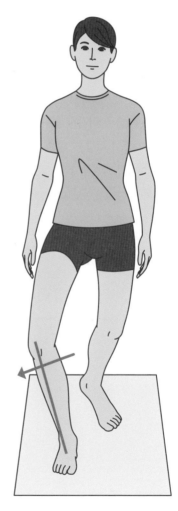

초기 접지 단계에서 무릎관절이 제대로 펴지지 않아 하중과 동시에 무릎이 안쪽으로 들어가는 예

초기 접지 단계에서 무릎관절이 제대로 펴지지 않아 하중과 동시에 무릎이 바깥쪽으로 휘어 버리는 예

육안으로 관찰하는 동작 분석 〈걷기〉
입각 초기에 무릎관절이 굽어 버린다 ②

- 부하 반응기에 넙다리나 족부가 안짱다리가 되면 내측 밀림이 일어난다.
- 중간 입각기에 무릎을 안쪽으로 조이지 못하면 외측 밀림이 일어난다.
- 내측 또는 외측 밀림의 원인은 골반의 전경이나 후경, 좌우 경사이다.

무릎이 안쪽으로 들어가는 경우

큰볼기근의 근력이 떨어져 엉덩관절을 지탱하지 못하면 부하 반응기에 엉덩관절이 굽힘(굴곡), 모음(내전), 안쪽돌림(내회전)해 결과적으로 무릎이 안쪽으로 들어가는 내측 밀림이 나타난다.

발의 아치를 유지하는 기능이 저하되거나 가자미근의 근력이 저하되어 족부가 하중을 이기지 못하고 회내(엎침)해 버리면 그 움직임과 연쇄(운동 사슬)하여 무릎의 내측 밀림이 나타난다. 다리에 하중이 가해졌을 때 골반이 앞으로 회전하거나 과도하게 앞쪽으로 기울어지는 경우에도 이와 연쇄적으로 무릎관절에 외반(바깥굽음)과 가쪽돌림(외선)이 생기면서 내측 밀림이 나타난다.

무릎이 바깥쪽으로 쓰러지는 경우

외측 밀림은 변형성 무릎관절염이 있는 사람에게서 흔히 볼 수 있다. 부하 반응기에서 중간 입각기에 걸쳐서는 큰볼기근과 큰모음근, 앞정강근 등이 작용하여 엉덩관절을 모음(내전)하고 발관절을 내반(안쪽굽음)한다. 그러한 힘에 의해 무릎은 약간 안쪽으로 들어간 다리 자세를 취하며 하지가 제대로 체중을 지탱할 수 있다. 하지만 퇴행성 무릎관절염의 경우, 이러한 작용을 발휘하기 어렵고 무릎을 안쪽으로 조이지 못해 무릎이 밖으로 쓰러지는 외측 밀림이 생긴다.

큰볼기근이나 중간볼기근의 근력이 약하고 한 발 지지기에 지면에서 떨어져 있는 다리 쪽 골반이 내려가면 지지 측의 무릎관절에 내반하는 방향의 힘이 들어가 외측 밀림 현상이 나타난다.

키워드

회내(엎침)
팔을 손등이 위로 향하도록 회전시키는 것을 말한다.

변형성 무릎관절염
나이 등이 원인으로 무릎관절을 구성하는 뼈 표면의 관절 연골이 닳아 관절이 잘 맞물리지 않는다. 통증, 관절 변형, 관절 안에 물이 고이는 등의 증상이 나타난다.

메모

중간볼기근(중둔근)
큰볼기근(대둔근)의 하층에 있으며 장골 바깥쪽에서 넙다리뼈의 대전자에 붙는 근육을 말한다. 넙다리를 벌리는(외전) 작용을 한다. 한 발로 디디고 있을 때 똑바로 선쪽의 중간볼기근(중둔근)은 장골을 아래 방향으로 당겨 골반이 지면에서 떨어져 있는 다리 쪽으로 기울지 않도록 한다.

운동 사슬(Kinetic Chain)
어떤 운동이 인접한 관절의 운동에 영향을 미치는 것을 말한다. 연쇄적으로 어떤 운동이 일어난다.

전형적인 외측 밀림의 패턴

무릎관절을 안쪽으로 조임으로써 하중을 견디는 부하 반응기에서 중간 입각기에 다리에 체중이 가해지면 큰볼기근이나 큰모음근이 넙다리를 모음(내전)하고 전·뒤정강근(후경골근)이 발관절을 내반(안쪽굽음)한다. 그러면 무릎관절이 안쪽으로 들어가고 무릎이 신전위로 유지된다. 이 기능이 약하면 외측 밀림이 일어난다.

골반이 뒤로 기울면 외측 밀림 현상이 일어난다. 골반이 뒤로 기울면 그에 연쇄적으로 넙다리가 바깥쪽으로 회전(가쪽돌림)한다. 그러면 종아리가 내반(안쪽굽음)하는데, 그 결과 무릎관절에 외측 밀림이 일어난다.

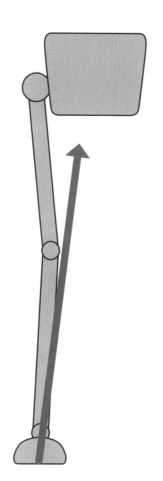

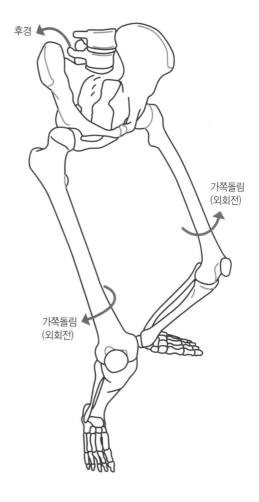

후경

가쪽돌림
(외회전)

가쪽돌림
(외회전)

육안으로 관찰하는 동작 분석 〈걷기〉
트렌델렌버그 징후와 뒤시엔느 징후

POINT

● 한 발 지지기에 지면에서 떨어져 있는 다리 쪽 골반이 내려가는 것이 '트렌델렌버그 징후'이다.
● 트렌델렌버그 징후의 원인은 엉덩관절 벌림근의 기능부전 등이다.
● 균형을 잡기 위해 뒤시엔느 징후를 동반하기도 한다.

골반이 크게 기울어 버린다

보행 시에 환측 하지만으로 서 있을 때 지면에서 떨어져 있는 다리 쪽의 골반이 내려가는 것을 트렌델렌버그 징후(Trendelenburg's sign)라고 한다. 이런 현상의 원인은 환측 중간볼기근(중둔근) 등의 엉덩관절을 벌리는(외전) 근육의 근력 저하와 마비 등이다. 중간볼기근은 골반의 바깥쪽에 있고 장골에서 넙다리뼈에 붙는 근육으로, 한쪽 다리로 섰을 때 골반의 장골을 밖으로 잡아당기는 작용을 한다.

균형을 잡기 위한 보상 동작

트렌델렌버그 징후가 있으면 한 발 지지기에 몸이 지면에서 떨어져 있는 다리(공중에 떠 있는 다리) 쪽으로 쓰러져 버린다. 이 때문에 몸통이나 머리를 기울이는 등의 보상 동작을 하여 균형을 잡는다.

환측 다리만으로 서 있을 때 몸통이 똑바로 서 있는 쪽으로 넘어가는 현상을 뒤시엔느 징후(Duchenne sign)라고 한다. 이렇게 몸의 무게중심을 똑바로 서 있는 쪽 다리 가까이에 두어 쓰러지지 않도록 하는 것이다. 이 동작에는 골반의 유각(지면에서 떨어져 있는 다리) 쪽이 들리는 역트렌델렌버그 징후를 나타내는 경우(제1 보상)도 있고, 골반의 유각 쪽이 내려가는 트렌델렌버그 징후를 동반하는 경우(제2 보상)도 있다. 두 경우 모두 몸을 좌우로 많이 흔들면서 걷게 되므로 체력 소모가 크다.

트렌델렌버그 징후가 있어도 몸통이 거의 기울지 않는 것처럼 보이는 경우(제3 보상)에는 골반의 경사를 상쇄할 정도로 몸통을 환측에 기울인다.

키워드

트렌델렌버그 징후
한 발 입각기에 '골반'의 유각(지면에서 떨어져 있는 다리) 쪽이 내려가는 현상을 말한다.

뒤시엔느 징후
한 발 입각기에 '몸통'이 착지해 있는 다리(입각) 쪽으로 쓰러지는 현상을 말한다.

트렌델렌버그 징후와 뒤시엔느 징후

트렌델렌버그 징후는 한 발 지지기에 지면에서 떨어져 있는 다리(유각) 쪽 골반이 내려가는 것을 말한다. 이에 반해 뒤시엔느 징후는 몸통을 착지해 있는 다리(입각) 쪽으로 크게 기울이는 보상 동작이다. 엉덩관절 벌림근(외전근)의 기능부전이 존재하는 경우에는 한쪽 다리로 착지했을 때 트렌델렌버그 징후와 뒤시엔느 징후 중 어느 한 징후의 보상 동작을 하거나 이 두 징후가 합쳐진 보상 동작을 한다.

트렌델렌버그 징후

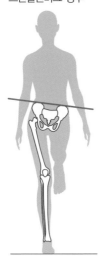

제1 보상

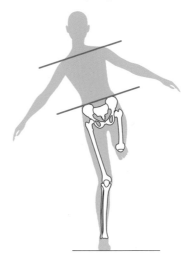

제2 보상

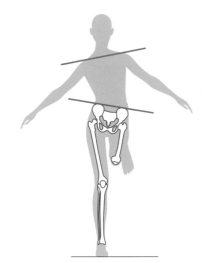

제3 보상

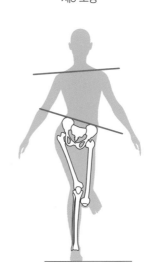

육안으로 관찰하는 동작 분석 〈걷기〉
중간 입각기의 무릎관절 이상

POINT

- 무게중심을 끌어올려야 할 중간 입각기에 무릎관절이 구부러져 버린다.
- 무릎관절의 구축이나 햄스트링의 과긴장 등이 원인이다.
- 무릎관절 굽힘이 30도 이상이면 보행 시 비정상 동작이 나타나기 쉽다.

중간 입각기에 무릎관절이 구부러져 버린다

중간 입각기에는 체중을 지지해 몸의 무게중심을 높은 곳까지 끌어올리기 때문에 무릎관절은 약간 굽은(5도) 상태로 유지된다. 하지만 어떤 원인으로 무릎관절이 구부러지면 걷는 데 큰 부담이 된다. 무릎관절이 많이 구부러지면 중간 입각기에도 발뒤꿈치가 뜬 채로 있거나 종아리를 크게 앞쪽으로 기울여 발바닥 전체로 착지하려고 하는 등의 자세를 취하기도 한다.

무릎관절이 구부러져 버리는 원인으로는 무릎관절이 굽은 상태에서 구축(拘縮)된 경우나 햄스트링의 과긴장 등을 들 수 있다. 또한 큰볼기근이나 가자미근의 근력 저하, 엉덩관절 굽힘 구축, 골반의 후경 등의 문제가 있어도 허리를 곧게 펴지 못하는데, 이 영향으로 무릎관절이 구부러질 수 있다.

무릎관절 굽힘 구축 30도가 분기점

중간 입각기에도 발뒤꿈치가 떠 있는 등의 비정상 동작을 보일 수 있다. 이런 비정상 동작은 특히 빨리 걸으려고 한 경우나 무릎관절이 신전위에서 30도 이상 굽은 상태로 구축되어 있는 경우에 나타난다. 한편, 무릎관절 굽힘(굴곡)이 30도 이하인 경우에도 걷는 속도가 느리면 무릎이 완전히 펴지지 않은 것 외에는 뚜렷한 비정상 동작을 보이지 않는 경향이 있으므로 문제점을 놓치지 않도록 주의해야 한다.

반대쪽인 지면에서 떨어져 있는 쪽 하지(유각)가 짧은 경우에도 유각 쪽 발뒤꿈치를 초기 접지를 향해 지면에 가깝게 대기 때문에 지면에 닿아 있는 다리(입각) 쪽 무릎관절을 구부릴 수 있다.

키워드

구축
근육이나 힘줄이 수축되어 일정한 방향으로 운동할 수 없는 상태를 말한다. 움직이지 않는 상태가 계속되면 관절이 굳어 움직이기 힘들어지고 관절의 가동범위가 제한되어 기능 저하 또는 기능 상실로 이어질 수 있다.

중간 입각기의 무릎관절 굽힘

중간 입각기에는 무릎관절이 약간 굽은 상태여야 한다.

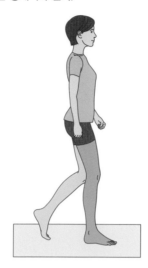

● **중간 입각기에 무릎관절이 굽는 경우**

무릎관절이나 엉덩관절, 발관절에 구축 등의 문제가 있으면 무릎관절이 굽은 상태에서 걷게 된다. 그러면 신체 부담이 커지기 때문에 종아리를 크게 앞으로 기울여 걷기도 하고 뒤꿈치가 뜬 채로 걷기도 한다.

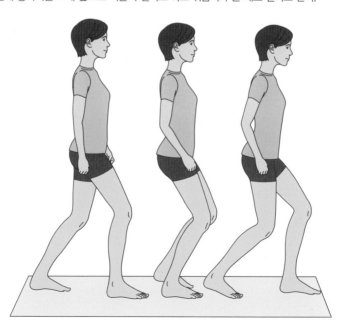

육안으로 관찰하는 동작 분석 〈걷기〉

말기 입각기에 엉덩관절이 펴지지 않는다

POINT

● 말기 입각기에 엉덩관절이 펴지지 않으면 보행의 추진력이 떨어진다.
● 장요근이 펴지지 않아 하지를 내미는 에너지를 비축할 수 없다.
● 발관절의 배굴이나 저굴 장애도 엉덩관절의 신전을 방해한다.

엉덩관절이 펴지지 않으면 보폭이 짧아진다

말기 입각기는 엉덩관절을 펴고 지면을 뒤로 밀듯이 하면서 하지를 뒤로 보내는 과정이다. 이때 엉덩관절이 펴지지 않으면 보폭이 짧아져 전방으로 나가는 추진력이 저하된다. 또한 엉덩관절을 펴서 장요근이 늘어나야 후방에서 다리가 지면에서 떨어져 있는 순간에 그 반동으로 장요근이 강하게 수축하고 엉덩관절을 굽혀 하지를 앞으로 내밀 수 있다. 따라서 말기 입각기에 엉덩관절이 충분히 펴지지 않으면 다음 유각기에 문제가 생긴다.

말기 입각기에 엉덩관절이 펴지지 않는 원인으로는 엉덩관절의 굽힘 구축, 장요근이나 넙다리곧은근(대퇴직근), 넙다리근막긴장근(대퇴근막장근) 등 엉덩관절을 굽히는 작용을 하는 근육의 과긴장이나 신전 제한 등을 생각할 수 있다. 퇴행성 엉덩관절염 등으로 통증이 있어도 엉덩관절 주위의 인대가 긴장하지 않도록 엉덩관절을 굽히고(굴곡), 벌리기(외전) 때문에 결과적으로 무릎관절도 굽힌 채 걷게 된다.

발관절의 배굴이나 저굴도 엉덩관절을 펴는 데 영향을 미친다

발관절이 구축하거나 가자미근 등 발관절 저굴근의 원심성 수축에 문제가 있어 발관절이 충분히 배굴하지 못하면 엉덩관절을 펴서 크게 후방으로 보낼 수 없다.

한편, 발관절을 발바닥쪽굽힘(저굴)하는 장딴지근(비복근) 등의 근력이 떨어져 있으면 말기 입각기에 발관절을 강하게 저굴해 체중을 앞으로 밀어 내지 못하고 엉덩관절을 충분히 펴지지 못하기 때문에 보폭이 짧아지고 추진력도 저하된다.

메모

엉덩관절 구조와 편안한 자세

엉덩관절을 굽힘(굴곡), 벌림(외전), 가쪽돌림(외회전)하면 넙다리뼈머리(대퇴골두)와 골반 관골구가 가장 많이 닿아 있어 안정된 자세를 취할 수 있다. 앉아서 휴식을 취할 때는 엉덩관절이 이런 상태가 된다.

말기 입각기에 엉덩관절이 펴지지 않는다

말기 입각기에는 엉덩관절이 펴져야 한다.

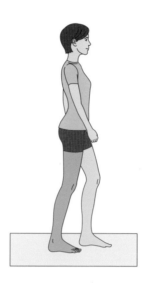

● 말기 입각기에 엉덩관절이 펴지지 않는 경우

엉덩관절의 구축이나 엉덩관절에 관여하는 근육 문제 등으로 엉덩관절이 펴지지 않으면 몸통을 앞쪽으로 기울여 다리를 뒤로 보내려고 한다. 그러면 보폭이 짧아지고 앞으로 나아가는 추진력이 저하되어 다음 유각에도 영향을 미친다.

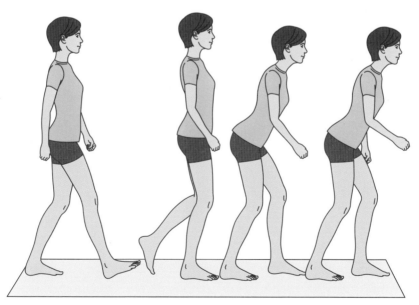

육안으로 관찰하는 동작 분석 〈걷기〉
유각기의 하지·몸통 동작의 이상

POINT
- 발이 지면에 걸리지 않게 다리를 크게 앞으로 내밀어야 한다.
- 몸통이 앞뒤로 크게 흔들리는 등 비정상 보행을 할 수 있다.
- 몸통이 앞뒤로 흔들리는 가장 큰 요인은 엉덩관절 구축이다.

유각기의 비정상 동작

유각기에는 지면에서 떨어진 다리가 체중을 지탱하거나 몸의 무게중심을 앞으로 이동시키는 등의 기능을 하지 않지만, 발이 지면에 걸리지 않도록 다리를 크게 앞으로 내밀어야 한다. 그래야만 보폭을 확보해 다음 접지와 하중을 준비할 수 있기 때문이다.

유각기에 볼 수 있는 비정상 동작은 몸통이 앞뒤로 크게 흔들리는 동작, 무릎관절을 편 상태에서 바깥쪽으로 흔들어 앞으로 돌리는 듯한 동작, 엉덩관절과 무릎관절을 구부린 상태에서 다리를 바깥쪽에서 앞으로 돌리는 동작, 발관절이 탈진하여 축 늘어진 상태에서 앞으로 내미는 동작 등이다. 다리를 바깥쪽에서 돌리며 걷는 동작과 하지가 탈진한 상태에서 걷는 동작은 뒤에서 설명한다.

몸통이 크게 앞뒤로 흔들리는 이유

지면에서 떨어져 있는 다리 쪽 엉덩관절에 구축이 있어 가동범위가 극도로 제한된 경우, 다리를 뒤에서 앞으로 내밀기 위해서는 골반이나 몸통의 움직임을 사용할 수밖에 없다. 말기 입각기부터 전 유각기에 다리가 뒤쪽에 있을 때는 골반과 몸통을 앞쪽으로 기울이며 다음 중간 유각기부터 말기에는 골반과 몸통을 뒤로 기울이며 지면에서 떨어져 있는 다리 쪽 골반을 앞으로 회전시켜 하지를 앞으로 내민다. 이런 식으로 걷다 보면 몸통이 크게 앞뒤로 흔들리게 된다.

엉덩관절이 구축하는 질환은 어린 시절 엉덩관절 형성 부전의 후유증이나 노화로 인해 생긴다.

메모

무리하게 걸으면 체력이 소모된다

걷기는 중력이 추진력이 되기 때문에 에너지 소모량이 적은 편이다. 하지만 몸통을 앞뒤로 흔들거나 다리를 크게 돌리는 등의 무리한 동작을 하면 걷는 것만으로도 체력을 소모하게 된다.

유각의 이상으로 인한 비정상 보행 ①

유각기에는 몸통이 곧게 선 상태에서 이중진자의 원리로 다리를 후방에서 전방으로 크게 내민다.

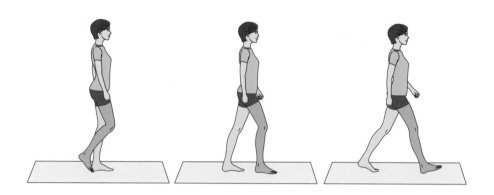

● **엉덩관절 구축이 있는 경우**

엉덩관절에 구축이 있으면 발을 떼기 직전에 엉덩관절이 충분히 펴지지 않기 때문에 엉덩관절을 사용하여 발을 앞으로 내밀기 어렵다. 그래서 몸통을 크게 앞뒤로 움직여 온몸으로 내민 다리를 앞으로 보낸다.

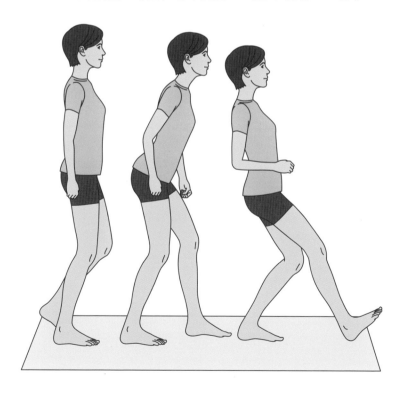

걷기 동작의
분석

육안으로 관찰하는 동작 분석 〈걷기〉
지면에서 떨어져 있는 다리를 휘돌리는 보행

POINT

- 무릎관절에 굽힘 제한이 있으면 다리를 밖에서 돌려 걷게 된다.
- 발관절이 발바닥쪽굽힘 자세로 구축되어 있으면 회전 보행과 첨족 보행을 하게 된다.
- 발관절이 늘어지면 발바닥을 내던지듯이 착지하게 된다.

무릎관절 굽힘 제한

유각기에는 지면에서 떨어져 있는 발이 지면에 걸리지 않도록 해야 하므로 엉덩관절이나 무릎관절을 굽혀 하지를 들어 올려야 한다. 그런데 무릎관절에 굽힘 제한이 있으면 무릎을 편 채 하지를 뒤쪽에서 바깥쪽으로 흔들면서 앞으로 가져와야 한다. 이런 식으로 걷는 동작을 휘돌림 걸음(Circumduction Gait, 회전 보행)이라고 한다.

발관절 문제로 인한 유각 이상

발관절이 발등 쪽으로 굽지 않거나 첨족이나 저굴위(발바닥쪽굽힘 자세) 상태에서 구축이 있는 경우, 발을 떼는 과정에서 발끝이 지면에 닿지 않게 하려고 엉덩관절과 무릎관절을 구부리는 데다 하지를 바깥쪽에서 휘돌리는 듯한 동작을 하게 된다. 이 경우, 다음 단계인 초기 접지기에는 발끝으로 착지하게 된다. 항상 발끝으로 걷는 동작을 첨족 보행 또는 까치발 보행(Toe Walking)이라고 한다.

앞정강근의 근력 저하나 마비 등으로 발관절이 발등 쪽으로 굽지 않는 경우, 유각기에 하지를 들어 올리면 다리가 축 늘어진 저굴위(발바닥쪽굽힘 자세)가 된다. 이런 상태를 발끌림(Foot Drop, 족하수)이라고 한다. 발끌림이 있는 경우에는 유각기에 발이 지면에 걸리지 않도록 하려고 엉덩관절과 무릎관절을 과도하게 굽혀 하지를 앞으로 내민다. 다음 초기 접지기에는 발끝이 닿자마자 발바닥 전체로 내던지는 듯이 착지하게 된다.

 키워드

휘돌림 걸음
휘돌림은 구관절(한쪽 관절면은 절구 같고 다른 쪽은 공 같아 절구 속에서 공이 움직이듯이 모든 종류의 운동이 일어나는 관절) 구조로 된 엉덩관절이나 어깨관절로 팔다리를 빙빙 돌리는 운동을 가리킨다. 휘돌림 걸음은 발을 '휘돌리면서 걷는 걸음'을 말한다.

첨족(까치발)
발가락 끝이 아래로 꼿꼿이 서서 발꿈치가 지면에 닿지 않는 상태를 말한다. 그 상태로 서려고 해도 발뒤꿈치가 지면에 닿지 않는다.

발끌림 현상
발관절이 탈진해 하지를 들면 발이 축 처지는 상태를 말한다. '발 늘어짐 현상'이라고도 한다.

유각의 이상으로 인한 비정상 보행 ②

181쪽에 제시한 것 외에도 흔히 관찰되는 유각의 이상 패턴은 다음과 같다.

● 회전 보행의 두 가지 패턴

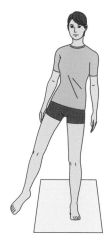

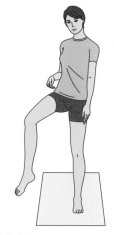

무릎관절이 굽지 않을 경우에는 무릎을 편 채 휘돌림 걸음을 하게 된다.

발관절이 저굴위(발바닥쪽굽힘 상태)로 구축해 있는 경우에는 무릎관절을 굽히고 발을 휘돌리면서 걷는다.

● 발끌림(족하수)

발끌림이 있는 경우의 유각기

앞정강근의 근력 저하 등으로 발관절의 힘이 빠진 경우, 공중에 떠 있는 다리 쪽 발이 저굴위(발바닥쪽굽힘 자세)가 된다. 이 상태에서는 발이 지면에 닿지 않도록 엉덩관절과 무릎관절을 강하게 구부려 하지를 들어 올린 후 발바닥을 지면에 내던지듯이 발끝부터 착지한다.

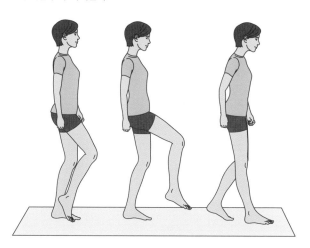

일어서기와 걷기 동작을 돕는 기기와 그 선택

　뒤집기, 일어나기, 일어서기·앉기, 걷기와 같은 기본 동작을 하기 어려운 사람들을 위한 다종다양한 기기가 있다. 설치하게 되어 있는 다양한 모양의 손잡이, 의자 높이를 들어 올려 일어서는 동작을 돕는 쿠션이나 의자, 오르내리는 것을 돕는 리프트, 이동을 돕는 휠체어나 보행기 등은 일상적으로 사용되고 있다. 최근에는 로봇 기술 등을 응용해 이용자나 돌보는 자의 편리성과 안전성 향상, 비용 부담을 줄여주는 기기도 잇달아 개발되고 있다. 하지만 어떤 기기이든 이용자의 동작 어디에 문제가 있는지, 어떤 부분을 보조하면 효과적인지를 파악하여 도입해야 한다. 또한 동작 평가뿐 아니라 그 사람의 생활 습관이나 생활 환경 등도 고려해야 효과적인 선택을 할 수 있다.

　예를 들어 보행이 어려운 사람의 이동을 돕는 휠체어는 기본적으로 앉았을 때 안정감이 있어야 한다(와위나 반좌위용도 있다). 스스로 움직일 수 있는 전동 휠체어와 다른 사람이 밀어 줘야 하는 수동 휠체어가 있고 폭과 바퀴의 크기에도 여러 종류가 있으므로 어떤 것이 최적인지 알아 둘 필요가 있다. 브레이크를 걸지 않고 일어나거나 발판 위에 올라서면 매우 위험하다는 것도, 단차에 걸린 반동으로 몸이 앞으로 굴러떨어지는 등의 사고가 일어날 수 있다는 것도 알아야 한다. 또한 재활 시설에서는 잘 사용하는 기기라도 집 안에서는 작은 회전이 불편해 활동의 자유를 빼앗는 결과를 초래하기도 한다.

　고도의 기술을 도입해 만든 디자인과 성능이 좋은 전동 휠체어도 나와 있다. 전동이면서 콤팩트해 좁은 장소에서도 방향을 전환할 수 있는 전동 휠체어가 있는가 하면, 체중 이동으로 움직일 수 있는 전동 휠체어도 있다. 하지만 그러한 최첨단 기기가 모든 사람에게 적합한 것은 아니다. 기기의 특징과 이용자의 운동 기능이나 인지 기능, 본인이나 가족 등의 희망을 고려하여 사용해 본 후에 선택하는 것이 좋다.

색인

ㅈ

ㅋ

ㅌ

ㅊ

ㅍ

ㅎ

그림으로 이해하는 인체 이야기
동작 분석의 기본

2023. 9. 20. 초 판 1쇄 인쇄
2023. 9. 27. 초 판 1쇄 발행

감 수 | 이시이 신이치로
감 역 | 박지혜
옮긴이 | 김선숙
펴낸이 | 이종춘
펴낸곳 | BM (주)도서출판 **성안당**

주소 | 04032 서울시 마포구 양화로 127 첨단빌딩 3층(출판기획 R&D 센터)
      | 10881 경기도 파주시 문발로 112 파주 출판 문화도시(제작 및 물류)
전화 | 02) 3142-0036
      | 031) 950-6300
팩스 | 031) 955-0510
등록 | 1973. 2. 1. 제406-2005-000046호
출판사 홈페이지 | www.cyber.co.kr
ISBN | 978-89-315-5914-9 (04510)
       | 978-89-315-8977-1 (세트)
정가 | 16,500원

이 책을 만든 사람들
책임 | 최옥현
진행 | 김해영
교정·교열 | 안종군
본문 디자인 | 김인환
표지 디자인 | 박원석
홍보 | 김계향, 유미나, 정단비, 김주승
국제부 | 이선민, 조혜란
마케팅 | 구본철, 차정욱, 오영일, 나진호, 강호묵
마케팅 지원 | 장상범
제작 | 김유석

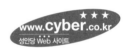

편집협력: 유한회사 view 기획(사토 유미)
커버디자인: 이세 타로(ISEC DESIGN INC.)
본문디자인: 유한회사 PUSH
집필협력: 시미즈 카즈야(사라사화문공방), 스즈키 야스코
일러스트: 우치야마 히로타카